JN028690

ようこそ
緩和ケアの森

がん・非がん患者の
呼吸器症状を診る

シリーズ監修　森田達也
シリーズ編集　柏木秀行

著　官澤洋平　松田能宣　吉松由貴

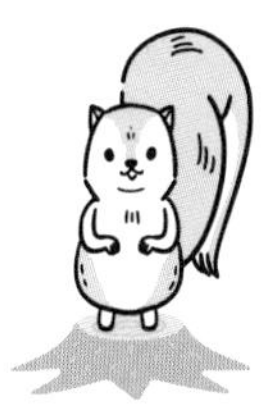

南江堂

シリーズ監修

森田　達也

（聖隷三方原病院緩和支持治療科）

シリーズ編集

柏木　秀行

（飯塚病院連携医療・緩和ケア科）

執　筆

官澤　洋平

（明石医療センター総合内科）

松田　能宣

（国立病院機構近畿中央呼吸器センター心療内科/

支持・緩和療法チーム）

吉松　由貴

（グリニッジ大学/クイーンエリザベス病院）

シリーズ監修にあたって
～緩和ケアの森をのぞいてみませんか？～

「緩和ケア」という森にはいろんな木が生えている．すでに大木となったケヤキは「痛み」とか「オピオイド」だろうか―どこからどのように話を聞いていっても，知らない幹，知らない枝が目の前に展開されていく．一方で，カエデやツバキのように，大木というわけではないが，季節や時間によって見える姿を変える木々もある―緩和ケアでは呼吸困難や消化器症状であろうか．働いている環境や経験年数によって，見える木々の種類も違ってくる．

森全体を見て，ああ照葉樹林だね，里山って感じだね～～，この辺は針葉樹だねえ，神秘的だねえ…そのような見方もいいが，一本一本の木をもっとよく見たいという人も多いに違いない．本シリーズは，最近にしては珍しく緩和ケアの森まとめて1冊ではなく，領域ごとに木の1つひとつを見ることのできるようにデザインされた著作群である．教科書やマニュアルでは，他の領域との兼ね合いでそれほど分量を割くことのできない1つひとつの話題を丁寧に追っていくことで，緩和ケアという森に生えている「いま気になっている木」「いつも気になっている木」から分け入っていくことができる．

本シリーズにはいくつかの特徴がある．

1つめは，対象疾患をがんに限らないようにしたことである．本シリーズの読者対象を，がん緩和をどっぷりやっている臨床家よりは，比較的経験の少ない―つまりはいろいろな患者層を診る日常を送っている臨床家としたためである．がん患者だけを診るわけではない臨床を想定して，がん/非がんの区別なく使用できる緩和ケアの本を目指した．

2つめは，執筆陣を若手中心に揃えたことである．編集の柏木秀行先生が中心となり，さらに若手の医師たちが執筆の中心を担った．これによって，ベテランになったら「そんなこと悩んでたかな？」ということ―しかし最初に目の当たりにしたときには「あれ，これどうするんだろう？？！！」とたしかに立ち止まったところを，現実感をもって記述できていると思う．

3つめは，症状緩和のみならず，治療に伴う患者・家族とのコミュニケーション，多職種とのコミュニケーションに比較的多くのページが割かれていることである．これは，「するべき治療はわかっても，それをリアルにどう展開するかで悩む」若手医師を念頭に置いた結果である．同じ趣旨で，多くのパートで「ちょっとつまずいたこと」「ひやっとしたこと」も生々しく記載されている．臨床経験が多いと10年したら「あ〜〜それ，あるある」ということであっても，経験初期であらかじめ知っておくことで，落ちなくていい落とし穴にはまらずに済むことができる．

つまり本シリーズは，**①がんだけでなく非がんも**，**②若手中心の執筆陣により**，**③治療の選択だけでなく周辺の対応のしかたを含めて**，緩和ケア全体ではなく1つひとつのトピックで展開してみた著作群ということになる．監修だけしていても面白くないので，各巻で，筆者もところどころに「合いの手」を入れさせてもらっている．ちょっとしたスパイスに，箸休めに楽しく読んでもらえればと思う．

本シリーズが，緩和ケアという森に足を踏み入れる読者のささやかな道案内役になれば幸いである．

2023年6月

森田　達也

シリーズ編集にあたって
～緩和ケアの森の歩き方～

巷に増えてきた緩和ケアの本とは，一線を画すユニークな企画にしたい！　この想いをぎゅっと込めて，気心の知れた仲間たちと作ったのがこの「**〈ようこそ 緩和ケアの森〉シリーズ**」です．あまり整備されていない森を歩いてみると，まっすぐに進むことの難しさがわかります．まっすぐ進もうにも，足元に気をつけながら，木枝を避けて進んでいる間に方向感覚も失ってしまいます．本当にこちらに進んでいって大丈夫なのだろうか？　そのような状況には恐怖すら覚えますよね．

今や世の中の多くの方が，人工知能を中心としたテクノロジーの凄まじさを体感する時代です．診療の多くはフローチャートやアルゴリズムに落とし込まれ，緩和ケア領域においても勉強しやすく，特に初学者にとっては良い環境になりました．一方，緩和ケアのリアルワールドでは，必ずしもそれだけでは太刀打ちできないこともしばしば生じます．やはり「知っている」と「できる」にはそれなりの差があるのだと思います．「できる」までの過程は，森の中を手探りで進む感覚にも近く，進んでいることすらわからなくなってしまいます．

では，「知っている」と「できる」の間にあるギャップを埋めるためには何が必要なのでしょう？　一言で言うと，**経験**なのかもしれません．経験を積み重ねればいつか「できる」ようになるよというアドバイス….まあ，長く臨床を経験すれば，できることは増えていくのでしょうけど．この経験，もうちょっと言語化してみようと思います．

経験＝投入時間×試行回数×気づき効率

これが臨床家としてしばしば言われる「経験」を，私なりに言語化したものとなります．「これだから最近の若者は…」なんて言葉も聞こえてきそうですけど，Z世代とは程遠い私だってコスパは大事です．そうなると，試行回数と，そこから学ぶ(気づく)効率をいかに最大化できるかが大切になります．

この観点で言うと，本シリーズは初学者から一歩足を踏み出そうとしている方にとって，この試行と気づきを最大化させる本なのです．先輩方がまさしく同じように「脱・初心者！」ともがいていたあの頃，いろいろ試行し，時に失敗し，学んできたエッセンスを惜しみなく披露してくれています．そしてそこに，森田達也先生の監修が加わり，森で迷っているときに出会った，木漏れ日のようなコメントが心を癒してくれます．ぜひ，緩和ケアの森で遭難することなく，執筆陣の過去の遠回りを脇目に楽しみながら，あなたにしかできない緩和ケアを実践していってください．

2023年6月

柏木　秀行

はじめに

〈ようこそ緩和ケアの森〉シリーズの一冊である本書を手にとっていただき，ありがとうございます．本書は呼吸器症状の緩和をテーマに，得意分野の異なる3人の医師で執筆いたしました．

呼吸困難，咳嗽などの呼吸器症状は緩和が難しく，筆者ら自身も対応に悩まされてきた症状の1つです．また患者さんはもちろん，ご家族を含めたケアに当たる方々にとっても，つらい症状の代表格でしょう．

本書ではそんな呼吸器症状について，呼吸困難の疫学や機序などの総論から，NPPVなどの呼吸管理・オピオイドなどの薬物療法・心理療法などの非薬物療法も含めた各種治療モダリティ，心不全や誤嚥性肺炎などの非がん疾患への対応まで幅広く取り上げ解説しました．

加えて，筆者らが実際に臨床の場で経験したエピソードを，失敗談も含め各種コラムとして多数盛り込みました．さらに，その経験を通じて学んだことや現場で行っている工夫・コツなども，具体例をあげて種々掲載しています．どれも実体験に基づいており，初学者の方にもイメージしやすい内容かと思いますので，疑似体験をしながら読み進めていただけると嬉しいです．

原稿作成においてシリーズ監修の森田達也先生，同編集の柏木秀行先生からいただいたご意見は大変参考になり，筆者ら自身も今回の執筆を通じ，呼吸器症状の緩和ケアについて学び直す良い機会を得られたと思います．この場を借りて深謝申し上げます．

また，執筆を支えてくださった南江堂 髙橋有紀さん，鎌田裕実さん，矢﨑純子さん，素敵な一冊にしていただきありがとうございました．

本書が読者の皆さんにとって，目の前の患者さんの呼吸器症状と向き合う一助となれば幸いです．

2023年6月

執筆者一同

目次

第 1 章

呼吸困難総論

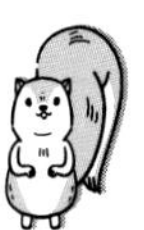

1. 呼吸困難の疫学と機序

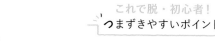

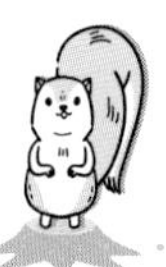

これで脱・初心者！
つまずきやすいポイント

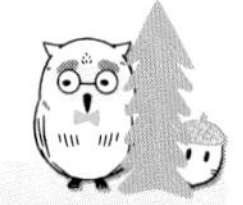

1. 呼吸困難は非がん性呼吸器疾患でも多くみられ，対応に苦慮する症状であるということを認識しましょう．
2. 呼吸困難は主観的な症状です．低酸素血症に基づく呼吸不全と区別しましょう．
3. 「total dyspnea（全人的呼吸困難）」という考え方を押さえ，多面的に呼吸困難を捉えましょう．

1 がん・非がんに限らず多くみられる呼吸困難[1)]

がん患者では46〜59%，肺がんに限ると75〜87%の患者に呼吸困難が生じると報告されています．非がん性呼吸器疾患の死亡直前期にも最も多く出現し，その対応に一番苦慮する症状といわれています．慢性閉塞性肺疾患(chronic obstructive pulmonary disease：COPD)の患者で，死亡前に最も高頻度に出現する症状も呼吸困難でした(3人に2人)．非がん性呼吸器疾患に関する多施設アンケート調査によると，死亡直前期の診療に苦慮する疾患としてCOPD(81%)，間質性肺疾患(69%)，肺がん(63%)の順であったそうです．COPD死亡直前期で対応に苦慮する症状として最多だったものは呼吸困難(84%)で，肺がん患者よりも出現頻度が高いと報告されています．循環器疾患でも同様で，死亡直前期の心不全患者を対象とした報告によると，

60〜88%に呼吸困難を認めており最多の症状でした.

2 呼吸困難は主観的な症状である

呼吸困難は耐え難い苦痛の代表的なものであり，身体機能に著しく影響を与えるだけでなく，社会生活や生きる意欲にも影響を及ぼし，患者のQOL (quality of life)を大きく低下させます．そのため呼吸困難のマネジメントは非常に大切になります．

呼吸困難は「**呼吸時の不快な感覚**」と**定義される主観的な症状**です．**低酸素血症で定義される客観的状態である「呼吸不全」とは異なる**ことに注意が必要です．患者が「苦しい」と訴えているのに，「SpO_2が下がっていないから大丈夫でしょう」と軽く評価されている場面を目にすることがあるのではないでしょうか．

Dr森田より

呼吸困難が主観的な体験であることを強調するために，用語としてdyspnea(呼吸困難)ではなく，患者の使うbreathlessness(息苦しさ)といったほうがよいとの主張が多くなっています．

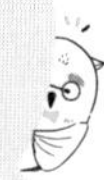

呼吸困難を訴えとして表出する機序は複雑で難しく，まだ完全には解明されてはいません．仮説はいくつかあり，マネジメントを考えるためにも重要であるため，以下に紹介し解説します．

どのように呼吸は調整されているか〜呼吸調節機構〜[1)]

痛みなどの感覚と同様に，感覚受容器に入力された刺激が求心性神経路を経て大脳皮質の特定領域に伝えられ，呼吸困難という特異な感覚が発生すると考えられています．呼吸困難の発生には呼吸調節機構が密接に関連しており，化学受容器(末梢化学受容器，中枢化学受容器によるPaO_2低下や$PaCO_2$上昇の感知)や機械受容器(肺刺激受容器，C線維受容器，肺伸展受容器など)が刺激されることにより発生します(図1)．つまり，生命維持に必要な酸素が十分に吸えていないと感知すると，脳で「苦しい！　呼吸をがんばらないと！」という指令が発せられるということですね．

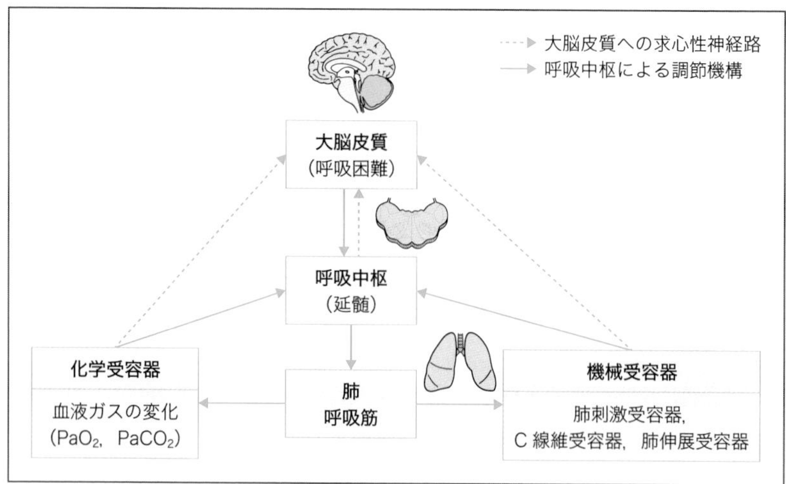

図1　呼吸調節機構

（Bruera E et al：Management of dyspnea. Principles and Practice of Palliative Care and Supportive Oncology, 2nd ed, Lippincott Williams&Wilkins, p358, 2002を参考に作成）

苦しいと感じるメカニズム ～Brueraらの仮説―3段階理論―～[1)]

Brueraらは呼吸困難の機序について「発生・認知・表出」の3段階理論を提唱しました．主観的な苦痛症状である呼吸困難は，①何らかの外的刺激によって「発生」し，②大脳で「認知」され，③言語的・非言語的に「表出」されるという3段階の経過を辿るというものです（図2）[1)]．大脳高次機能がその過程に関与して，過去の経験や不安・抑うつ，社会文化的背景など多くの因子によって「修飾」を受けるため，その表出（呼吸困難の訴え）は個人差が大きく，多面的で複雑になります．呼吸困難の評価は「発生」や「認知」の段階では評価することができないため，複雑に修飾された患者の「表出」に基づいて行うことになります．

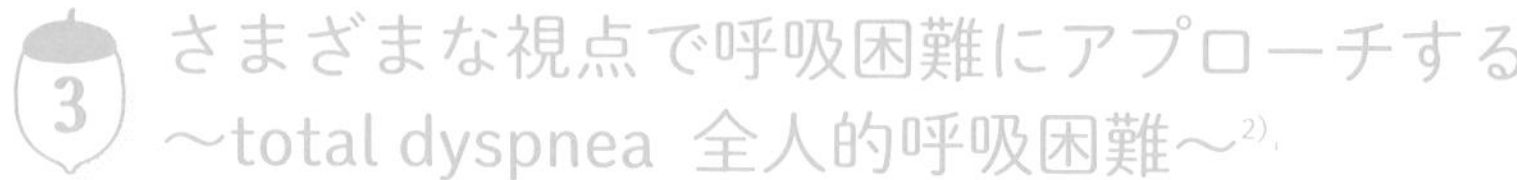

がん患者の苦痛を「total pain：全人的苦痛」として捉えるのは，緩和ケアを

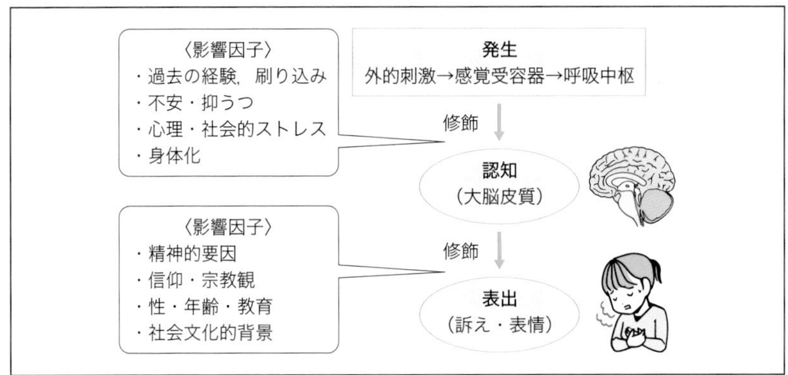

図2　呼吸困難の発生・認知・表出のメカニズム

〔日本呼吸器学会・日本呼吸ケア・リハビリテーション学会合同 非がん性呼吸器疾患緩和ケア指針2021作成委員会(編)：非がん性呼吸器疾患緩和ケア指針2021，メディカルレビュー社，東京，p25，2021を参考に作成〕[https://www.jrs.or.jp/publication/file/np2021.pdf]（2023年4月24日閲覧）

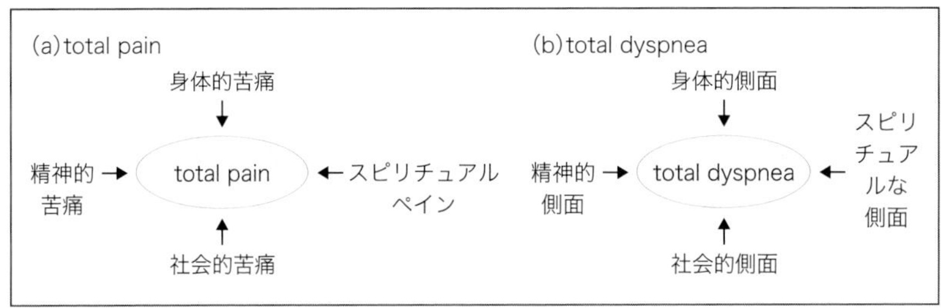

図3　total painとtotal dyspnea

〔日本呼吸器学会・日本呼吸ケア・リハビリテーション学会合同 非がん性呼吸器疾患緩和ケア指針2021作成委員会(編)：非がん性呼吸器疾患緩和ケア指針2021，メディカルレビュー社，東京，p25，2021を参考に作成〕[https://www.jrs.or.jp/publication/file/np2021.pdf]（2023年4月24日閲覧）

勉強するとき最初に学ぶ大切な視点です．さまざまな因子の影響を受けて表出された呼吸困難は，身体的な側面だけでなく精神的・社会的・スピリチュアルな側面を併せ持った多面的なものであり，total painと同様に「**total dyspnea：全人的呼吸困難**」として**多面的に捉えられる**ことが提唱されています（図3）[1]．身体的側面にのみアプローチするのではないことをわかりやすく示した概念であり，次項以降で紹介されるように疾患・病態へのアプローチだけではなく，精神面やパニックへの対応やリハビリテーションの意義にもつながります．必ず押さえましょう．

Column

～呼吸困難の患者にまず行うことは？～

レジデントのときに，呼吸困難で救急搬送されてきた過換気症候群の患者に対応しました．少し救急対応にも慣れてきた時期だったため，当時の筆者は「あぁ，過呼吸だな．しばらくベッドで横になっていてもらおう」と対応していましたが，一緒に担当した救急医の先生から「呼吸困難を訴える患者さんに，まず最初にする大切なことって何か，当ててごらん」と質問をされました．呼吸数のカウント，原因検索，血液ガス…など思いつくまま答えますが，どれも違うと言われ最後まで当てることができませんでした．当直終わりにぼそっと教えてくれた答えは「患者さんを安心させること」でした．そのとき初めて，自分が患者を不安にさせるような態度で診療していたのだと気づきました．それ以来，呼吸困難を訴える患者には「大丈夫だからね．安心してください」と外来でも病棟でも声がけするよう心がけています．

文献

1）日本呼吸器学会・日本呼吸ケア・リハビリテーション学会合同 非がん性呼吸器疾患緩和ケア指針2021作成委員会（編）：非がん性呼吸器疾患緩和ケア指針2021，メディカルレビュー社，東京，2021
[https://www.jrs.or.jp/publication/file/np2021.pdf]（2023年6月1日閲覧）
▷ 非がん性呼吸器疾患の機序，原因からマネジメントまでよくまとまっています．

2）Abernethy AP et al：Total dyspnoea. Curr Opin Support Palliat Care **2**：110-113, 2008
▷ 全人的呼吸困難についての論文です．

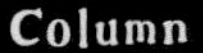

~咽喉頭異常感~

呼吸困難とは別に，咽喉頭に関する主訴で「咽喉頭異常感」という症候があります．定義は「咽喉頭異常の訴えがあるにもかかわらず，通常の耳鼻咽喉科的視診で訴えに見合うだけの異常所見を局所に認めないもの」とされています．「のどに異物感がある」「のどがつかえる感じがする」といった訴えで受診してきますが，精神的原因が大きく，「ヒステリー球」という別名でもよばれます．悪性腫瘍を心配する心理的背景があり，ドクターショッピングをすることも多いといわれています．精神的原因だけではなく，局所の炎症，全身疾患による症状(表1)の場合もあるため，全人的呼吸困難として捉えられる呼吸困難と同様に，全人的なアプローチが大切となります．本邦では対症療法として半夏厚朴湯(ハンゲコウボクトウ)が経験的に使用されます．

表1　咽喉頭異常感の原因

- 逆流性食道炎
- 上部食道括約筋機能異常
- 食道蠕動異常疾患
- 咽頭の炎症(咽頭炎，扁桃炎，慢性副鼻腔炎)
- 悪性腫瘍
- 舌基部の肥大
- 喉頭蓋の後屈
- 甲状腺疾患
- 頸部異所性胃粘膜
- まれな喉頭腫瘤
- 精神的疾患・ストレス

(Lee BE et al：Globus pharyngeus：a review of its etiology, diagnosis and treatment. World J Gastroenterol **18**：2462-2471, 2012より引用)

2. 呼吸困難の評価

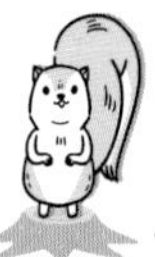

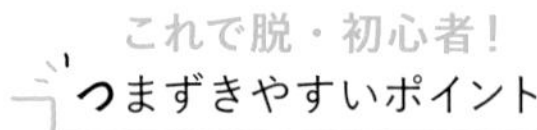

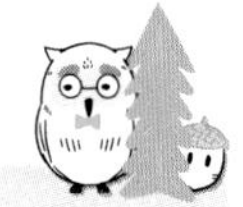

1. SpO_2が保たれていても呼吸困難が生じることを覚えておきましょう.
2. 患者を訪室する前に，カルテを確認して，ほかの医療者が呼吸困難の強さをすでに評価していないか確認しましょう.
3. 呼吸困難の原因について考えておきましょう.

1 SpO_2が保たれていても呼吸困難は生じる

病棟で診療していると，「SpO_2は96%あるのに，息が苦しいと言ってるんですよ」という報告を受けることがしばしばあります．このような報告には，「そんなはずはないのに」というニュアンスが含まれています．医療者同士でやりとりをしている分には問題ないのですが，「そんなはずはないのに」と思っていると患者のつらさを軽く見積もってしまい，共感的な対応ができなくなってしまいます．SpO_2が保たれていても呼吸困難が生じる病態としては過換気症候群が有名ですが，ほかにも上気道の圧迫病変，広範な胸膜病変，呼吸筋の著明な減少，などさまざまなものがあります．**「SpO_2が保たれていても呼吸困難は生じる」ことを知っておいてほしいと思います.**

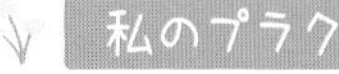

私のプラクティス

～反応は時に大げさに，時に控えめに～

呼吸困難の強さを評価するときには少し大げさに反応しています．たとえば「少し息がしんどいのですね」と控えめに反応すると，患者はそれほど呼吸困難は強くないと評価されていると感じて，「少しじゃないです．かなりしんどいです」と無意識に呼吸困難を強く訴えることがあります．

一方で，呼吸困難の改善を評価するときには少し控えめに反応しています．たとえば「そんなに良くなっているのですね」と若干過剰に反応してしまうと，「いや，そんなに良くなっているわけではないです」と患者は無意識に改善を少なく見積もる傾向があります．

2 呼吸困難がすでに評価されていないか確認する

呼吸困難が主症状である患者のところに診察に行くと，ついつい「息苦しさはどうですか？」と聞いてしまいます．患者が最も困っていることなので，当然といえば当然なのですが，看護師やリハビリテーション技師から何度も聞かれたあとだとどうでしょうか？「同じことばっかり聞いてくる」「情報共有はされていないのか」，これらは筆者が患者から実際に言われたことのある言葉です．特に症状強度のスケールで「10のうちでどれくらいですか？」みたいな聞き方を，短時間の間に何度も聞かれるのは苦痛かもしれませんし，呼吸困難のことばかりに意識が向いてしまって，症状の閾値が低下してしまうこともあるかもしれません．**症状評価はとても大事ですが，過剰にならないように，訪室前はカルテでほかの医療者が評価してくれているか確認をするようにしましょう．**

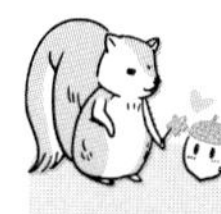

初心者の処世術

～"夜中の頻コールで大変です！"～

呼吸困難を感じると多くの患者は不安になり，何とかしてほしいと思います．特に夜は静かで人も少ないため不安が強くなり，何度もナースコールを押して呼吸困難を訴えることがあります．夜勤の看護師は人数が少なく多忙ですので，頻回のナースコールにうんざりしてしまいます．そうなってくると翌日の朝，夜勤の看護師に「何度も呼吸困難で頻コールされて大変です！　何とかしてください」と詰め寄られることもあるかもしれません．理想を言えば，不安に寄り添って共感的に対応をしてほしいと思うかもしれませんが，なかなかそんな余裕はありません．「夜は不安が強くなるのだから，話をじっくり聞いてあげてよ」なんて言おうものなら，"夜勤の現状をわかっていない医者"の烙印を押されることでしょう．そこはまず，「夜勤で忙しいのに何度も呼ばれたら困るよね．おつかれさまでした」と大変だった看護師をねぎらいましょう．「不安が関連している呼吸困難であれば，非薬物的なケアが有効かも」という提案は，こういった対応を繰り返して病棟看護師の信頼を勝ち得たときにできるかもしれませんし，できるだけ看護師からそのような提案が自然に出てくることを待つのも選択肢だと思います．

3 呼吸困難の原因について考える

呼吸困難のマネジメントの第一段階は，呼吸困難を起こしている原因への対処になります．もちろん，原因への対処が難しいことも多々ありますが，「呼吸困難，はい，オピオイド」とならないように**何が原因で呼吸困難が起きているのかをしっかりと評価することが重要です**．特にがん患者を診ていると，肺の基礎疾患であるCOPDが見逃されていることもあります．COPDが原因の呼吸困難であれば，気管支拡張薬(±ステロイド)吸入が有効であることもあります．がん性呼吸困難とひとくくりにしてしまわないように注意が必要です．

呼吸困難の原因を調べる

がん患者の呼吸困難を診たときに鑑別にあげておきたい原因を表1に示します．ただし，これらの原因を網羅的に調べるために大量の検査をオーダーするのは，医療費や患者の負担を考えると現実的ではありません．病歴や身体診察を元に可能性の高い原因を絞り込み，患者の負担と天秤にかけながら検査をするかどうか考えることになります．

呼吸困難の評価ツール

▶ NRS

呼吸困難の評価ツールにはさまざまなものがありますが，なかでも使用頻度が高いものにNumerical Rating Scale(NRS)があります(図1)．呼吸困難について，0(息苦しくない)から10(これ以上の息苦しさは考えられない)の11段階で患者に評価してもらいます．評価用紙を渡して，数字に丸をつけてもらう，数字を答えてもらうといった方法もありますが，実臨床では「0が全く息苦しくない，10がこれ以上の息苦しさは考えられない，だとしたら今の

表1　がん患者の呼吸困難の原因

	呼吸器における原因	全身状態による原因
がんに直接関連した原因	・肺がん(原発・転移) ・胸壁腫瘍(原発・転移) ・悪性胸水 ・悪性心のう水 ・主要気道閉塞 ・上大静脈症候群 ・がん性リンパ管症 ・気胸	・呼吸筋機能不全(悪液質・一部の腫瘍随伴症候群) ・貧血 ・横隔神経麻痺 ・腹水 ・肝腫大 ・発熱
がん治療に関連した原因	・肺切除 ・薬剤性肺炎 ・放射線肺臓炎	・貧血 ・ステロイドミオパチー
がんとは直接関連しない原因	・COPD ・喘息 ・間質性肺疾患 ・心不全 ・肺塞栓 ・感染性肺炎	・不安・パニック発作 ・抑うつ ・神経筋疾患

0	1	2	3	4	5	6	7	8	9	10
息苦しくない										これ以上の息苦しさは考えられない

図1　Numerical Rating Scale

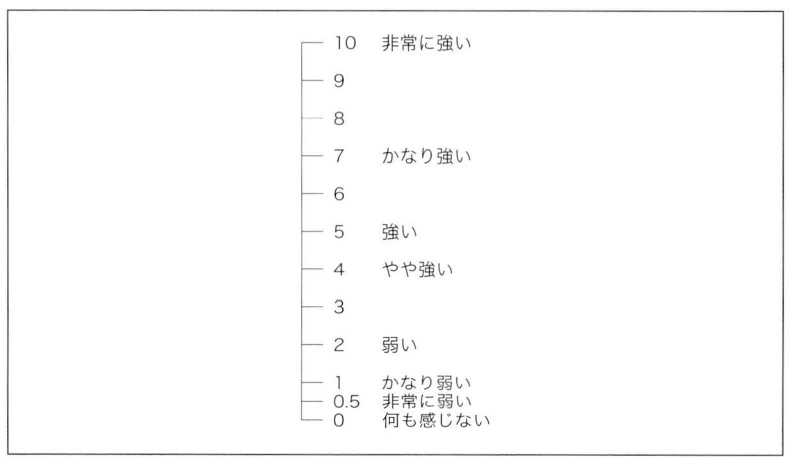

図2　修正Borgスケール

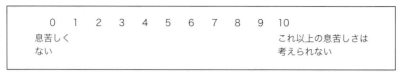

息苦しさはどれくらいですか？」と口頭で質問をして回答してもらうことが多いです．時間単位の変化を確認するときには，「今の息苦しさ」を質問しますが，日単位の変化を確認するときには「この24時間の平均の息苦しさ」を質問することもあります．ただし，息苦しさの程度を数字で表現することが難しい患者も一定の割合でいますので(特に高齢の患者)，そのような場合にはシンプルに「1時間(1日)前と比べて良くなりましたか？」と質問して変化を確認することもあります．

▶ 修正Borgスケール，修正MRCスケール，Cancer Dyspnoea Scale

非がん性呼吸器疾患では，NRSの代わりに修正Borgスケールが伝統的に使用されることが多いです(図2)．最小が0，最大が10という点はNRSと同じですが，判断基準となる点数の横に，その状態を示す用語が記載されている点が異なります．

日常生活における労作時の呼吸困難の程度を確認するのには，修正MRC

表2 修正MRCスケール

Grade 0	激しい運動を除き，息切れで困ることはない
Grade 1	急いで歩いたとき，あるいは緩い坂を登ったとき，息切れで困る
Grade 2	息切れのため同年齢の人よりもゆっくり歩く，あるいは，平地を自分のペースで歩くとき，息継ぎのために立ち止まらなければならない
Grade 3	平地を100m，あるいは数分歩いただけで息継ぎのために立ち止まる
Grade 4	息切れが強くて外出できない，あるいは衣服の着脱だけでも息切れがする

スケールが用いられます(表2).

呼吸困難の強さだけではなく包括的に評価を行うときには，がん患者に限定されますがCancer Dyspnoea Scaleを用いることもあります(図3). 呼吸努力感に関する5つの質問，呼吸不快感に関する3つの質問，呼吸不安感に関する4つの質問を含んでおり，計12の質問からなるものです.

▶ 医療者が評価するツール—IPOSスタッフ版，RDOS

患者が自分自身で呼吸困難の程度を報告できない場合に，医療者が呼吸困難の評価を行うツールとして，Integrated Palliative care Outcome Scale (IPOS)スタッフ版(図4)，Respiratory Distress Observation Scale(RDOS) (表3)といったものもあります. IPOSスタッフ版のオリジナルでは評価前3日間もしくは7日間を想起期間としていますが，臨床では適宜，評価前1日間もしくは今，息切れ(息苦しさ)についてどれくらい生活に支障があるのかとすることもあります. RDOSの所見を家族に説明することで，患者の呼吸困難が改善していることが伝わり，家族の安心感につながることもあります.

▶ 抑うつ・不安スクリーニング

がん患者も非がん性呼吸器疾患患者も抑うつ，不安の合併が多いことが知られており，さらに抑うつ，不安は呼吸困難と関連することが報告されています. そのため，呼吸困難の直接評価とは異なりますが，呼吸困難を有する患者を診た場合には，抑うつ，不安のスクリーニングをしておくことが望ましいでしょう. 抑うつのスクリーニングにはPHQ-9が便利です(図5). また，Hospital Anxiety and Depression Scale(HADS)を用いれば，抑うつ，不安を同時にスクリーニングできるので便利です(図6).

あなたの　息切れ感，息苦しさについておたずねします．
この数日間に感じられた息苦しさの状態にもっともあてはまる番号に
各々一つだけ○をつけてください．感じたまま第一印象でお答えください．

	いいえ	少し	まあまあ	かなり	とても
1 らくに息を吸い込めますか？	1	2	3	4	5
2 らくに息をはき出せますか？	1	2	3	4	5
3 ゆっくり呼吸ができますか？	1	2	3	4	5
4 息切れを感じますか？	1	2	3	4	5
5 ドキドキして汗が出るような息苦しさを感じますか？	1	2	3	4	5
6「はあはあ」する感じがしますか？	1	2	3	4	5
7 身の置きどころのないような息苦しさを感じますか？	1	2	3	4	5
8 呼吸が浅い感じがしますか？	1	2	3	4	5
9 息が止まってしまいそうな感じがしますか？	1	2	3	4	5
10 空気の通り道がせまくなったような感じがしますか？	1	2	3	4	5
11 おぼれるような感じがしますか？	1	2	3	4	5
12 空気の通り道に，何かひっかかっているような感じがしますか？	1	2	3	4	5

各下位尺度ごとに，回答された得点を加算

呼吸努力感＝(項目 4＋項目 6＋項目 8＋項目 10＋項目 12)−5　＝　　点

呼吸不快感＝15−(項目 1＋項目 2＋項目 3)　＝　　点

呼吸不安感＝(項目 5＋項目 7＋項目 9＋項目 11)−4　＝　　点

各下位尺度の得点を加算

総合的呼吸困難　＝　　点

図3　Cancer Dyspnoea Scale

(Tanaka K et al：Development and validation of the Cancer Dyspnoea Scale：a multidimensional, brief, self-rating scale. Br J Cancer **82**：800-805, 2000より引用)

この(1日/3日間/7日間)/現在，息切れ(息苦しさ)について，患者さんはどれくらい生活に支障があったか最もよく表しているものに一つだけチェックをしてください.

	息切れ(息苦しさ)
全く支障はなかった	0 □
少しあった(気にならなかった)	1 □
中くらいあった(いくらか支障がでた)	2 □
とてもあった(大きな支障がでた)	3 □
耐えられないくらいあった(他のことを考えられなかった)	4 □
評価不能(例：昏睡)	□

図4　IPOSスタッフ版の息切れの項目

(Sakurai H et al：Comparison between patient-reported and clinician-reported outcomes：Validation of the Japanese version of the Integrated Palliative care Outcome Scale for staff. Palliat Support Care **19**：702-708, 2021より引用)

表3　Respiratory Distress Observation Scale(RDOS)日本語版

項目	0点	1点	2点
心拍数/分(回)	89以下	90～109	110以上
呼吸回数/分(回)	18以下	19～30	31以上
落ち着きのなさ： 患者の合目的でない動き	無	時々 軽微な動き	頻繁な動き
奇異呼吸パターン： 吸気時に腹部が陥没	無		有
呼吸補助筋の使用：肩呼吸	無	わずかな 上昇	著しく上昇
呼気終末のうめくような喉音： 荒く唸るような音(呻吟)	無		有
鼻翼呼吸： 呼吸時の鼻翼の拡張・動き	無		有
恐怖におののいたような表情 (苦悶表情)	無		・目を見開いている ・顔面の筋肉が緊張している ・眉間に皺が寄っている ・口を開けている ・歯をくいしばっている

(Sakuramoto H et al：Translation, reliability, and validity of Japanese version of the Respiratory Distress Observation Scale. PLos One **16**：e0255991, 2021より引用)

PHQ-9(Patient Health Questionnaire-9)日本語版(2018)

この2週間，次のような問題にどのくらい頻繁(ひんぱん)に悩まされていますか？		全くない	数日	半分以上	ほとんど毎日
(A)	物事に対してほとんど興味がない，または楽しめない	□	□	□	□
(B)	気分が落ち込む，憂うつになる，または絶望的な気持ちになる	□	□	□	□
(C)	寝付きが悪い，途中で目がさめる，または逆に眠り過ぎる	□	□	□	□
(D)	疲れた感じがする，または気力がない	□	□	□	□
(E)	あまり食欲がない，または食べ過ぎる	□	□	□	□
(F)	自分はダメな人間だ，人生の敗北者だと気に病む，または自分自身あるいは家族に申し訳がないと感じる	□	□	□	□
(G)	新聞を読む，またはテレビを見ることなどに集中することが難しい	□	□	□	□
(H)	他人が気づくぐらいに動きや話し方が遅くなる，あるいは反対に，そわそわしたり，落ちつかず，ふだんよりも動き回ることがある	□	□	□	□
(I)	死んだ方がましだ，あるいは自分を何らかの方法で傷つけようと思ったことがある	□	□	□	□

あなたが，いずれかの問題に1つでもチェックしているなら，それらの問題によって仕事をしたり，家事をしたり，他の人と仲良くやっていくことがどのくらい困難になっていますか？

全く困難でない	やや困難	困難	極端に困難
□	□	□	□

図5 PHQ-9日本語版(2018)

出典：Muramatsu K, Miyaoka H, Kamijima K et al：Performance of the Japanese version of the Patient Health Questionnaire-9(J-PHQ-9) for depression in primary General Hospital Psychiatry. **52**：64-69, 2018
新潟青陵大学大学院臨床心理学研究，第7号，p35-39，2014

HAD 尺度

この質問紙はあなたが最近どのように感じているかお尋ねするよう編集されています．次に挙げてある14の設問を読み，それぞれについて4つの答えのうち，あなたのこの1週間の御様子に最も近いものに○をつけて下さい．それぞれの設問に長く時間をかけて考える必要はありません．パッとまず頭に浮かんだ答えの方が正しいことが多いからです．

御名前：＿＿＿＿＿＿＿＿　日付：＿＿年＿＿月＿＿日

1. 緊張感を感じますか？
[1] ほとんどいつもそう感じる
[2] たいていそう感じる
[3] 時々そう感じる
[4] 全くそう感じない

2. 以前楽しんでいたことを今でも楽しめますか？
[1] 以前と全く同じ位楽しめる
[2] 以前より楽しめない
[3] すこししか楽しめない
[4] 全く楽しめない

3. まるで何かひどいことが今にも起こりそうな恐ろしい感じがしますか？
[1] はっきりあって，程度もひどい
[2] あるが程度はひどくない
[3] わずかにあるが，気にならない
[4] 全くない

4. 笑えますか？いろいろなことのおかしい面が理解できますか？
[1] 以前と同じように笑える
[2] 以前と全く同じようには笑えない
[3] 明らかに以前ほどには笑えない
[4] 全く笑えない

5. くよくよした考えが心に浮かびますか？
[1] ほとんどいつもある
[2] たいていある
[3] 時にあるが，しばしばではない
[4] ほんの時々ある

6. 気げんが良いですか？
[1] 全くそうでない
[2] しばしばそうではない
[3] 時々そうだ
[4] ほとんどいつもそうだ

7. のんびり腰かけて，そしてくつろぐことができますか？
[1] できる
[2] たいていできる
[3] できることがしばしばではない
[4] 全くできない

8. まるで考えや反応がおそくなったように感じますか？
[1] ほとんどいつもそう感じる
[2] たいへんしばしばにそう感じる
[3] 時々そう感じる
[4] 全くそう感じない

9. 胃が気持ち悪くなるような一種おそろしい感じがしますか？
[1] 全くない
[2] 時々感じる
[3] かなりしばしば感じる
[4] たいへんしばしば感じる

10. 自分の身なりに興味を失いましたか？
[1] 明らかにそうだ
[2] 自分の身なりに充分な注意を払っていない
[3] 自分の身なりに充分な注意を払っていないかもしれない
[4] 自分の身なりには充分な注意を払っている

11. まるで終始動きまわっていなければならないほど落ちつきがないですか？
[1] 非常にそうだ
[2] かなりそうだ
[3] 余りそうではない
[4] 全くそうではない

12. これからのことが楽しみにできますか？
[1] 以前と同じ程度にそうだ
[2] その程度は以前よりやや劣る
[3] その程度は明らかに以前より劣る
[4] ほとんど楽しみにできない

13. 急に不安に襲われますか？
[1] 大変しばしばにそうだ
[2] かなりしばしばにそうだ
[3] しばしばそうではない
[4] 全くそうではない

14. 良い本やラジオやテレビの番組を楽しめますか？
[1] しばしばそうだ
[2] 時々そうだ
[3] しばしばそうではない
[4] ごくたまにしかない

全ての設問にお答え下さったでしょうか．もう一度見直して下さい．

下位尺度の計算
抑うつ＝項目2，4，6*，8*，10*，12，14
不　安＝項目1*，3*，5*，7，9，11*，13*
(* は逆転項目)
計算方法は
各項目は 1→0，2→1，3→2，4→3 と採点．
逆転項目は 1→3，2→2，3→1，4→0 と採点．

図6 HADS

〔Zigmond AS et al：The hospital anxiety and depression scale. Acta Psychiatr Scand **67**：361-370, 1983を翻訳した北村俊則：Hospital Anxiety and Depression Scale(HAD尺度)．精神科診断学 **4**：371-372, 1993より引用〕

表4　DSM-5パニック症診断基準

A. 繰り返される予期しないパニック発作．パニック発作とは，突然，激しい恐怖または強烈な不快感の高まりが数分以内でピークに達し，その時間内に，以下の症状のうち4つ(またはそれ以上)が起こる
(1)動悸，心悸亢進，または心拍数の増加
(2)発汗
(3)身震いまたは震え
(4)息切れ感または息苦しさ
(5)窒息感
(6)胸痛または胸部の不快感
(7)嘔気または腹部の不快感
(8)めまい感，ふらつく感じ，頭が軽くなる感じ，または気が遠くなる感じ
(9)寒気または熱感
(10)異常感覚(感覚麻痺またはうずき感)
(11)現実感消失(現実ではない感じ)または離人感(自分自身から離脱している)
(12)抑制力を失うまたは“どうにかなってしまう”ことに対する恐怖
(13)死ぬことに対する恐怖
B. 発作のうちの少なくとも1つは，以下に述べる1つまたは両者が1ヵ月(またはそれ以上)続いている．
(1)さらなるパニック発作またはその結果について持続的な懸念または心配
(2)発作に関連した行動の意味のある不適応的変化
C. その障害は，物質の生理学的作用，または他の医学的疾患によるものではない
D. その障害は，他の精神疾患によってうまく説明されない

〔日本精神神経学会(日本語版用語監修)，髙橋三郎，大野　裕(監訳)：DSM-5精神疾患の診断・統計マニュアル，医学書院，東京，p206-207，2014より許諾を得て転載〕

パニック症

また，がん患者，非がん性呼吸器疾患患者ではパニック症/パニック発作が合併する頻度が高いことが報告されています．そのため，発作性の呼吸困難を認めた場合には，パニック症/パニック発作の可能性を考えておく必要があります．パニック症の診断基準を表4に示します．この症状すべてを覚えるのは大変なので，症状の書いてある紙を持参して，呼吸困難の発作時にこれらの症状が同時にあるかどうか，症状が始まってピークに到達するまでにどれくらいの時間がかかるかを確認しましょう．実臨床では，完全には診断基準を満たさないパニック様発作でも，パニック発作と同様の対応をすることで症状改善が得られることがあります．

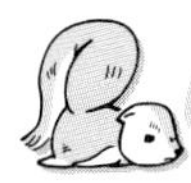

私の失敗談

～抑うつ・不安について伝えるときは…～

呼吸困難発作を繰り返す肺がん患者を緩和ケアチームで診療していたときのことです．右胸水が貯留しており，呼吸困難はこの胸水が原因の1つと考えられました．ただし，発作性の呼吸困難が短時間のうちにピークに達し，動悸や，このまま死んでしまうのではないかという不安感といったほかの症状が同時に起こっていたため，パニック発作と考えました．そのことを患者に伝えたところ，「精神的なものだっていうんですか？」と機嫌が悪くなり，提案した病態や治療は一切聞き入れてくれませんでした．その上，訪室してもそっけない態度をとられるようになり，患者の信頼を失ってしまうことになりました．

上述したように呼吸困難に抑うつ，不安が関連することはしばしばありますが，その病態を患者に伝えるときには注意が必要です．具体的には患者の解釈モデル（患者が自分の呼吸困難の原因をどのように考えているか）を事前に確認して，抑うつ，不安の関連を受け入れてもらえそうかを検討しておく必要があるでしょう．

Dr森田より

呼吸困難と不安は日常的にも同じ状況で生じることが多いので，「頭の中で，不安を感じる場所と息苦しさを感じる場所が一緒なんです」といった説明の仕方は割とよい感触があります．

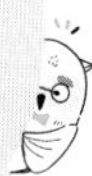

文献

1）日本緩和医療学会 緩和医療ガイドライン委員会（編）：がん患者の呼吸器症状の緩和に関するガイドライン2016年版，金原出版，東京，2016
▷ 呼吸困難の評価方法についてまとまった内容が記載されています．

2）日本医療研究開発機構（AMED）革新的がん医療実用化研究事業 支持/緩和治療領域臨床試験に関する各分野における方法論確立に関する研究支持療法・緩和治療領域研究ポリシー（各論）呼吸困難［https://www.ncc.go.jp/jp/ncch/division/icsppc/030/Policy_Dyspnea_Breathlessness_ver1.0.pdf］（2023年6月1日閲覧）
▷ 呼吸困難の評価ツールについて詳しい説明がされているので，詳しく知りたい人にはお勧めです．

第 2 章

治療モダリティを理解する

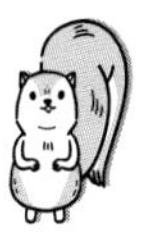

A. 呼吸管理

1. 酸素療法・NPPV・HFNC

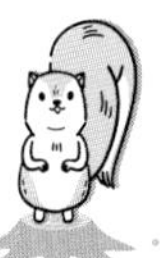

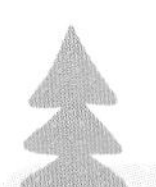

これで脱・初心者！
つまずきやすいポイント

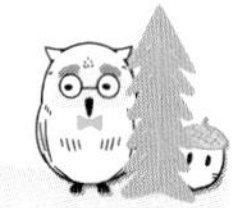

1. 酸素療法の必要性の評価法や使用機器の選択肢をたくさんもっておきましょう．ただSpO_2を改善させるのが目的ではありません．
2. 酸素療法に伴う苦痛にも目を向けましょう．総じて患者の苦痛を緩和できる方法を多職種で検討しましょう．
3. NPPVやHFNCは絶対に外せないわけではありません．time-limited trialとして，試してみることも考慮できます．

1 酸素療法の必要性の評価法や使用機器の選択肢をたくさんもっておく

我々は低酸素血症を見ると，酸素を投与し，SpO_2が上がると安心しがちです．たしかにこれは正しい介入ですが[1)]，**SpO_2を上げることは症状緩和と同義ではありません**（p2「1. 呼吸困難の疫学と機序」，p8「2. 呼吸困難の評価」参照）．軽度の低酸素血症には酸素投与による症状改善は期待しづらく，COPDなどの慢性疾患においても生命予後が改善するというデータはあまりありません[2)]．

逆に，低酸素血症が明らかでなくても，酸素投与が有効なこともあります．たとえば，労作時に頻脈や頻呼吸により代償している場合などです．患者の話をよく聞いて，食事や排泄，入浴の際にもSpO_2や呼吸数，脈拍，呼吸様式を評価し，呼吸努力が強い場合には酸素療法を試すとよいでしょう．たとえば「朝がきつい」という症状には，洗顔や歯磨き，着替え，朝食などに伴う労作が多いため息切れしているということが背景にあったりします．また，トイレに行くことが苦痛で飲水を我慢していたり，息切れのため外出せず引きこもってしまうこともあります．

また，酸素機器にも近年，メガネに隠れるよう配慮されたマスクやカニューレから，より小型化したボンベや持ち運び可能な濃縮器まで，幅広い選択肢が出てきています．Bluetooth®などのワイヤレス接続を用いた機器操作の利便性，液体酸素などによる持ち運びやすさなどを考慮し，**患者の暮らしや症状に合わせた選択**が可能です．酸素療法の必要性の評価法や使用機器について複数の選択肢を用意しておき，ケースに応じて提案できると，患者のQOLが大きく変わります．

2 酸素療法に伴う苦痛にも目を向ける

救命にも症状緩和にも今やなくてはならない酸素療法ですが，煩わしさも伴うことは忘れてはいけません．たとえばカニューレで顔がむずむずしたり，常に鎖につながれているような感覚が心理的に負担になったり，寝返りや着替えをしにくくなったりします．労作時に流量を調節するときの緊張感といった，患者や家族の心情も忘れてはいけません．酸素を持って移動しようとして，転倒，骨折する例もあります．酸素のデバイスにより閉塞感があるほか，会話や飲食にも影響が出ます．

特に在宅酸素療法では，酸素濃縮器を自宅に置いたり，ボンベを持って回ることで**「病人」のように見える**ことをとても気にされる方もいます（お孫さんの前ではいつも元気な姿を見せていたいという方は多いですよ）．火災につながった例も，残念ながら年に何例かは報告されています．急きょ導入することも多いですが，こうした確認や対策をしっかり行うことが重要です．

さらに，酸素療法では鼻腔や口腔内が乾燥しやすく，口渇，味覚障害，嚥下障害，排痰障害，しゃべりにくさの原因にもなります．また，CO_2ナルコーシスを併発すると意識障害，呼吸抑制をきたして，死期を早めてしまうこともあります．死亡直前期には，CO_2ナルコーシスによってむしろ苦痛が軽減されることもあり，あえて容認する場合もありますが，その功罪は意識する必要があります．こうした，**酸素療法に伴う制限や苦痛にも目を向けて，その方らしい生活を送れるようにすることを第一**に考えましょう．

3 NPPVやHFNCは絶対に外せないわけではない

非侵襲的陽圧換気療法(noninvasive positive pressure ventilation：NPPV)や高流量鼻カニューレ療法(high flow nasal cannula oxygen：HFNC)は一種の人工呼吸器ではありますが，気管挿管とは異なり，比較的簡単に着脱が可能です．たとえば疲れた際に少し取り外したり，食事や面会の際は通常の酸素療法とすることも病状によっては可能です．夜間の低換気が問題になる場合には，夜間のみ使用することもあります．これらの効果が期待される患者には，使用を試してみることも1つの手です．たとえば本人が悩んでいる場合や，家族が「(挿管まではしなくとも)なるべく精いっぱいの治療を」と望む場合に，装着してみることがあります．使ってみて，案外，忍容性があれば継続します．逆に「きついから二度とつけない」と本人が言うことで，**意思決定が進むこともあります**．

Dr森田より
酸素デバイスの開発に伴ってNPPVやHFNCが呼吸器領域で使われ始めると，緩和ケア領域でも各デバイスの臨床試験が行われるという流れがあります．今後もデバイスの改善は有望なフィールドだと思います．

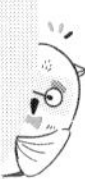

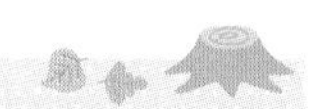

酸素療法

▶ 酸素療法の適応と目標

酸素流量の調節に関して明確な決まりはありません．一般的にはSpO_2 90〜94％を目標に，たとえば安静時1L/分，労作時2L/分などから開始して調節します[3)]．

表1　在宅酸素療法の保険適用基準

1. 高度慢性呼吸不全
   ①PaO_2≦50 Torrの者
   ②PaO_2≦60 Torrで睡眠時や運動負荷時に著しい低酸素血症をきたす者
2. 肺高血圧症
   (保険適用上は低酸素血症の有無や程度の記載はない．平均肺動脈圧≧25 mmHgを肺高血圧症と定義する)
3. 慢性心不全
   NYHA心機能分類でⅢ度以上，かつ睡眠時のチェーンストークス呼吸があり，睡眠ポリグラフィーで無呼吸低呼吸指数(apnea hypopnea index：AHI)≧20の場合
4. チアノーゼ型先天性心疾患

NYHA心機能分類についてはp109の表1参照.

ただし，COPDや結核後遺症，神経筋疾患などⅡ型呼吸不全をきたしやすい患者では，SpO_2を高く保ちすぎると，CO_2ナルコーシスから意識障害，呼吸抑制を生じることがあり，注意が必要です．この場合はSpO_2の目標値を88〜92%と低めに設定し，酸素吸入下の動脈血液ガス分析を検討します．ただし，酸素投与自体が問題なのではなく，SpO_2が98〜100%になるような酸素投与量が問題であることは認識し，**SpO_2低下時，労作時などにはしっかりと必要な酸素を投与**しましょう．

なお，在宅酸素療法も(薬と同じように)医師が指示する医学的介入であり，保険適用基準が定められています(表1)．PaO_2 60 Torrにおおむね該当するSpO_2 90%以上では，通常は酸素療法の適応になりにくいことは知っておきましょう．

▶ 酸素療法のデバイス

酸素療法には一般的に用いる経鼻カニューレやマスク，リザーバー付きマスクのほかにも種々のデバイスがあり，患者に応じて工夫できると便利です．たとえばオキシマイザー®などの名前で知られるリザーバー付き鼻カニューレ(図1)は，経鼻投与の快適さを保ちつつより高濃流量の酸素を投与(あるいはより酸素流量を節約)できますし，見た目を気にされる方にはペンダントタイプが勧められます．酸素の加湿装置や呼吸同調器を用いることができないことには注意が必要です．

またオキシマスク®などとよばれる開放型酸素マスク(図2)は，通常のマス

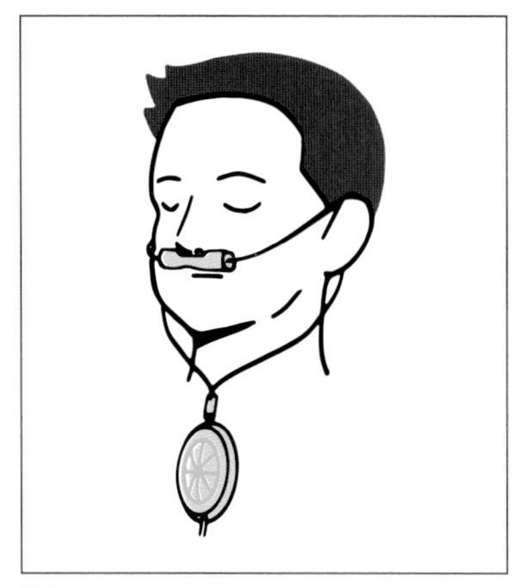
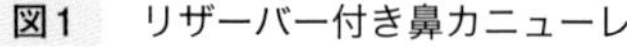

図1　リザーバー付き鼻カニューレ

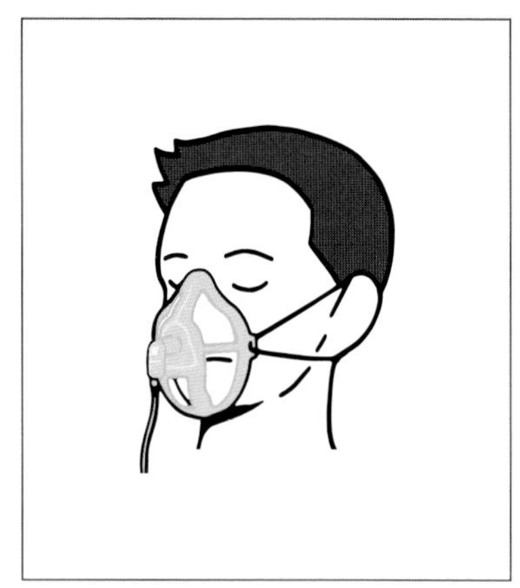

図2　開放型酸素マスク

クより開放感があるため患者の煩わしさが軽減し，少量の酸素でも濃度が維持しやすいため流量に応じて経鼻カニューレやマスクなどとデバイスを切り替える手間も省かれます．

また液体酸素装置を用いれば，（大きな液体酸素ボンベを頻繁に交換する必要はありますが）電気を用いずに在宅酸素療法を行えるため，電力容量に懸念のある古い団地に住む患者などでは有用なことがあります．

Column

～こんな失敗していませんか―マスクを嫌がる患者には～

リザーバーマスクを嫌がる患者に酸素を投与しようと必死になり，必要性を説得して，ミトンをつけて…とがんじがらめになっていないでしょうか．SpO_2の上昇に固執するあまり，症状緩和どころか，不快感からかえって頻呼吸にさせていませんか．経鼻カニューレは一般的に6L/分まで使用可能です（鼻の痛みや出血がなければ，一時的に7L/分程度までは投与することもあります）．あるいは酸素を流しているマスクを顔の近くに置くことも，死亡直前期にはあります．マスクをやめるだけで，穏やかに休むことができて，結果的にSpO_2が上昇することもあるので拍子抜けします．症状緩和は全人的に考えるようにしたいものです．

▶ 在宅酸素療法の，よくある質問

在宅酸素療法を患者に提案するとき，**患者が不安に思っていることに答えられると，安心して受け入れられやすくなります**．わからないときは呼吸器内科医や看護師，ソーシャルワーカー，理学療法士，在宅酸素業者にも相談しましょう．特に在宅酸素業者はこうした疑問の解決に慣れており，在宅酸素療法導入後のこまめなフォローアップや継続的な指導，機器の調整もサービスとして行っているところが多いため，導入に際しての懸念事項などを伝えておくと大変有用です．

Q1：お金はどれぐらいかかる？

在宅酸素療法の費用は医療費として毎月，指示書を発行している医療機関から請求されます．1割負担の場合は約7,600円，3割負担であれば約23,000円です．加えて電気代がかかります．導入を検討する際には，ソーシャルワーカーと早めに連携しましょう．なお，月ごとに請求されるため，事情によっては，たとえば月末に開始するよりは月初めから開始することもあります．

Q2：あまり使わなければ安くなる？

使用量に関わらず金額は一定です．全く外出しない場合に携帯用ボンベを契約しなければ100円ほど安くなります．慢性呼吸機能障害として身体障害者手帳1級が発給されれば医療費が免除され，酸素療法の費用も実質かかりません．COPDや間質性肺炎，塵肺など，症状が安定していて障害として認定される疾患の場合には専門医への相談を検討しましょう．ただし対象は$PaO_2 \leq 50$ Torrなどの重度の呼吸不全です．そのほかに利用できる制度として，「重症心身障害者医療費助成」「難病の患者に対する医療等に関する法律」があります．医療ソーシャルワーカーなどとも相談しながら，利用できる制度がないか確認して，経済的負担を少しでも軽くしてあげましょう．

Q3：ボンベは何時間使える？

携帯用酸素ボンベの持続時間は，一般的に数時間です．酸素流量に依存するため，どのボンベであれば何L/分で使用して何時間使えるか，在

宅酸素業者に確認します．なお自宅には空気中の酸素を濃縮して吸入する「酸素濃縮器」を設置します．より長時間の外出をするには，呼吸同調器やリザーバー付き鼻カニューレ，携帯型酸素濃縮器の使用も選択肢です．

Q4：濡らしてはいけない？

カニューレ類は濡れても問題ないので，入浴や洗顔時に外す必要はありません．血中酸素飽和度が低下しやすいこれらのときこそ，酸素を使用するよう指導しましょう．また，汚れた際は水拭きするなどして清潔に保つようにしましょう．

Q5：家族に喫煙者がいても大丈夫？

酸素は引火すると火災になります．同室での喫煙が許されないのはもちろんのこと，ガスや火を用いた調理，仏壇の線香，蚊取り線香，ろうそくの使用も2m以内では厳禁です．これは患者の周囲だけではありません．たとえば玄関に酸素濃縮器を設置して，長いチューブを接続して家中を移動する場合は，もちろんそのチューブの周囲はどこでも火気厳禁です．喫煙者の多い場所(パチンコ店など)や，焼肉店へ出かける際などにも注意が必要です．

Q6：ペットや子供がいても大丈夫？

酸素が有害になることはありません．ただ，チューブ類につまずいて転倒したり，噛んで破損したりしないよう，注意は必要です．

Q7：旅行に行けない？

行けます．在宅酸素業者や航空会社，宿へ事前に手配することで，飛行機に乗ったり宿泊先へ酸素濃縮器を設置してもらうこともできます．

Q8：高流量が必要なときは？

酸素濃縮器の流量は7L/分程度が上限ですが，これを2台設置して連結することで，(理論的には)14L/分の酸素を投与することができます．高流量の酸素投与が有用そうな患者においては，業者と相談してみるのもよいでしょう．

NPPV

NPPVの適応と目標

NPPVの効果としては，低酸素血症やCO_2ナルコーシスの改善，呼吸仕事量の軽減，内因性PEEP(positive end-expiratory pressure)の解除，心原性肺水腫の改善が期待されます．COPDや心原性肺水腫などの急性増悪で使用することで挿管や死亡率が減少します．また，拘束性換気障害や神経筋疾患では慢性期にも使用され，**呼吸困難を緩和することでQOLの改善に寄与**します．近年では在宅で使いやすい機器類も増えてきて，COPDや神経筋疾患などで夜間にのみ使用することで日中も息切れが緩和することが期待されます．

よい適応としては，酸素療法のみでは呼吸不全が改善しない場合やCO_2ナルコーシスが悪化する場合，挿管までは希望しないがステロイドや抗菌薬，利尿薬の効果が得られるまでの数日間だけでも呼吸状態をもたせたい場合などがあります．肺炎の急性期など気道分泌物が多い場合には，陽圧により排痰困難となり無気肺を生じる可能性があり，一般的には適しません(ただし挿管をしない症例においては，リスク共有のもと，こまめな吸引や体位ドレナージを行いながら，慎重に用いることはあります)．また，重度の気腫性変化，巨大ブラ，間質性肺炎がある場合などは，陽圧換気は気胸のリスクにもなります．使用前には患者や家族と共有し，なるべく低い圧設定で使用するようにします．

症状緩和におけるNPPVの使用

NPPVは，症状緩和としても用いられることがあります[4, 5]．がん死亡直前期の患者の急性呼吸不全に対してNPPVと酸素療法を無作為に割り付けた場合に，完遂できた患者では酸素療法より有意に呼吸困難が改善し，モルヒネ使用量が少なかったことが報告されています．しかし盲検化された研究はなく，また，このほかに疾患の死亡直前期においては，NPPVで症状緩和が期待できるというエビデンスはほとんどありません．

NPPVは挿管とは異なり取り外すこともできるとはいえ，実際にNPPVに依存した呼吸状態になると，取り外すことについて話し合うのは容易ではありません．機械につながれたまま寝たきりの時間が過ぎていくことも多く，患者にとって不本意な延命処置となってしまうこともあります．**導入時には患者の希望や疾患背景をよく話し合う**ことが重要です．場合によってはtime-

私のプラクティス

～time-limited trialでまずはお試しを～

非がん性疾患の急性増悪時や死亡直前期，またがんの患者でも急速に病状が悪化したときなどは，意思決定が難しいことがあります．NPPVについては説明されても想像がつきにくいのでなおさらです．そこで，一定期間を決めてお試しで使ってみるtime-limited trialは有用です．一般的には数日試すこととされていますが，実際には数時間などで判断していることが多い気がします．このとき，なるべく家族にも同席してもらうようにしています．本人が取り外しを希望した際に，一緒に経験していると受け入れやすく，また患者が「精一杯頑張った」ことを家族にも感じてもらいやすいような気がしています．また，余裕がある場合は，できるだけ多職種で対応しやすい日中の時間帯に試します．不快感や同調不良があった場合に，より経験のある医師や慢性呼吸器疾患看護認定看護師，理学療法士，臨床工学技士に相談すると，マスクフィッティングや設定など，少しの調節で心地よく継続できることがあります．特にNPPVのマスクは，顔の大きさというより骨格の関係から，日本人でもL型の大きめのマスクが合うことが多いです．

limited trialの考え方で，たとえば「2日後に病状が改善していない場合は外す」などと話し合っておくことも有用でしょう．加えて，実際に使用してみて，**NPPVによる苦痛が大きい場合や，本人が中止を希望する場合，意思疎通が図れなくなった場合にはNPPVの終了を柔軟に検討**します．

HFNC

▶ 緩和ケアにおいて期待される効果

HFNCは経鼻カニューレから高流量の酸素投与が行えるため，NPPVより忍容性があります．特にCOVID-19の流行に伴って使用頻度も増え，より導入しやすくなっています．30L/分以上で使用すれば吸入酸素濃度を100%まで上昇させることができ，また高度の加湿機能があるため粘膜障害が起こりにくく，気道分泌物も排出しやすくなります．さらに，軽度の陽圧によるガス交換の改善や，解剖学的死腔の洗い出しによる**呼吸困難の軽減が期待**されています．HFNCを用いた研究では，症状緩和の効果も報告されています[6,7]．

高機能でありながらカニューレが比較的軽装備であるため，見た目の良さや不快感の少なさ，また会話や食事のしやすさなどから，患者の忍容性が得られやすいのも利点です．ただ，「重症感」が出ないため，面会に来た家族にとってはまるで軽症であるかのように見えてしまい(これは良いことでもあるのですが)，**病状の切迫感が伝わりにくい**ということは意識するようにしています．

▶ 緩和ケアにおける課題

HFNCは台数制限や費用面の課題から，まだ長期的に使用することは難しいのが現状です．2022年4月からは在宅での使用も制度上は可能となりましたが，特に症状緩和を目的とした使用はまだ十分に浸透しておらず，転院や在宅などの療養の場の選択肢が制限されるという課題があります．

Column

～死亡直前期のバイタル測定の意図～

筆者が現在所属する英国の急性期病院にある老年科病棟では，死亡直前期にはモニターは装着しないどころか，バイタルサインの測定も行わないようにしています．それも，この病院に限ったことではなさそうです．日本の急性期病棟では，看取りが近くなると，(検査こそ行わなくなるものの)むしろ血圧やSpO_2をより頻繁に測定し，「まだ少し大丈夫そう」とか「そろそろか」と察していました．しかし，よく考えれば医療者も家族も，数値へ意識がいってしまう原因にもなっていました．こうした体調の細かな変化は，表情や息遣いからも察することができます．もし急に呼吸が止まってしまったとしても，事前に家族との間で認識をともにできていれば，何ら問題ではありません．日本でも同じように測定を中止すればよいといえるわけではありませんが，背景にある考え方を知ることに意義があります．

こちらの緩和ケア専門看護師に聞いてみると，このように話してくれました．「せっかく心地よく休んでいるときに血圧を測定しようと，腕を布団から出すなんて，気の毒．本人にとっては，急に機器をつけられたり腕を締め付けられたりして，痛みでびっくりしてしまう．家族と過ごしている貴重な時間も，看護師が間に立ち入ることで，邪魔してしまう．たとえ血圧を知っても，お別れが近づいていることには変わりない」．なるほど，急性期病棟ではまだまだ，緩和ケアの本質を考える余地がありそうです．

文献

1）呼吸ケア・リハビリテーション学会 酸素療法マニュアル作成委員会ほか(編)：酸素療法マニュアル(酸素療法ガイドライン 改訂版)，メディカルレビュー社，東京，2017
▷ 酸素療法にまつわるエビデンスや推奨が詳細に書かれています．

2）Uronis HE et al：Oxygen for relief of dyspnoea in mildly- or non-hypoxaemic patients with cancer：a systematic review and meta-analysis. Br J Cancer **98**：294-299, 2008
▷ 低酸素血症が軽度のがん患者に対し酸素投与を行っても，効果がないことを示した研究です．

3）郷間　厳(編著)：在宅酸素療法をイチから学ぶ本 基礎から適応病態別の処方まで，日本医事新報社，東京，2018
▷ 在宅酸素療法の使い分けやエビデンスが詳細にまとめられています．

4）合屋　将ほか：呼吸困難に対する酸素療法．日本緩和医療学会 緩和医療ガイドライン委員会(編)，がん患者の呼吸器症状の緩和に関するガイドライン2016年版，第2版，金原出版，東京，2016
▷ がんの呼吸器症状の緩和における推奨を学べます．

5）日本呼吸器学会・日本呼吸ケア・リハビリテーション学会合同 非がん性呼吸器疾患緩和ケア指針2021作成委員会(編)：非がん性呼吸器疾患緩和ケア指針2021，メディカルレビュー社，東京，2021
▷ 非がん性呼吸器疾患の症状緩和における推奨を学ぶことができます．

6）Sztrymf B et al：Beneficial effects of humidified high flow nasal oxygen in critical care patients：a prospective pilot study. Intensive Care Med **37**：1780-1786, 2011
▷ 酸素療法からHFNCに切り替えることで呼吸困難や頻呼吸が改善することを示しています．

7）Frat JP et al：Sequential application of oxygen therapy via high-flow nasal cannula and noninvasive ventilation in acute respiratory failure：an observational pilot study. Respir Care **60**：170-178, 2015
▷ 急性の低酸素血症に対してNPPVと比較してHFNCで不快感が軽減されることを示しています．

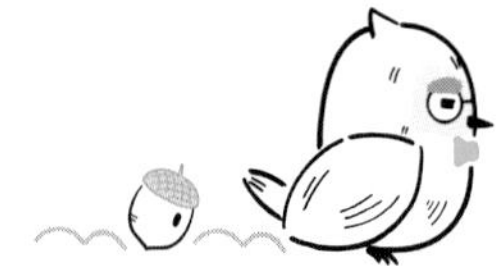

B. 薬物療法

1. オピオイド

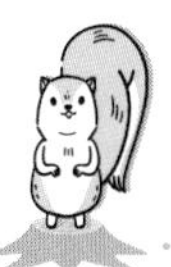

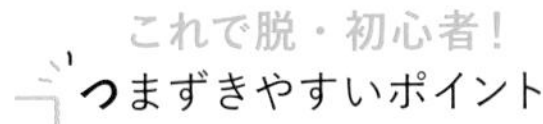

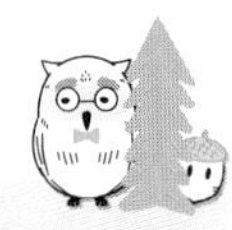

これで脱・初心者!
つまずきやすいポイント

1. 患者，家族のオピオイドに対する不安に対処しましょう.
2. どんな患者にどんなオピオイドを選択するかを考えましょう.
3. オピオイドの効果を理解した上で，プラセボ効果を最大限に生かしましょう.

1 患者，家族のオピオイドに対する不安に対処する

近年，がん患者の痛みに対するオピオイドの使用については一般の方にも認知されつつあると思います．ただ，患者や家族のなかにはまだまだ医療用麻薬を使用することに対して「やめられなくなるのではないか」「麻薬中毒になるのではないか」「命を縮めてしまうのではないか」といった不安や恐れをもっている方もいます.

一般的な呼吸困難に対するオピオイドの説明の例を表1に示します．説明の際に気をつけておきたいポイントがいくつかあります．1つめは，まずは「ご心配される方が多いのですが」と患者，家族の不安に共感を示すことです．この一言があることで「あなたの心配は当然ですよ」というメッセージが伝わり，患者や家族の身構えが和らぐことがあります．2つめは，呼吸困難に対して一般的に使用されることが多い薬剤であることを伝えることです．3つめは，副作用についてはむやみに不安をあおらないように「すべての患者さんに

起こるわけではありませんが」という枕詞をつけた上で説明をすること．4つめは，オピオイドを死亡直前期の患者の呼吸困難に使用する場合には，「原病の悪化による呼吸状態の悪化が起こってきます」と，家族にしっかり説明をしておき，オピオイドの副作用で呼吸状態の悪化や死亡が起こってしまったという誤解をもたれないように対応しておくことです．

Dr森田より

在宅・外来で家族が投薬をマネジメントしている場合は，「あそこで（私が）やめておけば」「（私が）眠ってくれないからと坐薬を使おうと思ってしまったために…」という後悔の気持ちが内に向かうと自責的・抑うつ的になり，外に向かうと医療者への怒りになることがあります．

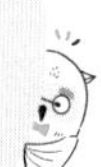

表1　呼吸困難に対するオピオイドの説明の例

薬の紹介	・「今回，呼吸困難（息苦しさ）に使用するオピオイド（医療用麻薬）は○○という薬です」 ・「医療用麻薬というと，がんの痛みに使用されるイメージがあるかもしれませんが，標準治療で十分に取り切れない呼吸困難にもよく使用される薬です」
“麻薬”に対する心配を和らげる	「麻薬と聞くと“一度開始したらやめられなくなるんじゃないか”“麻薬中毒になるんじゃないか”と心配される方もおられますが，病院で医療者が適切な症状に適切な量や用法で使用した場合にはそのリスクはあまりないと考えられています」
副作用の説明	「オピオイド（医療用麻薬）の一般的な副作用には，便秘，眠気，吐き気，食欲不振，せん妄（寝ぼけてしまったような状態になる症状）などが報告されています．また投与量が増えると，呼吸の回数が減ることがあります．ただし，このような副作用はすべての患者さんに出るわけではないのと，開始するときは咳止めとして使用するくらいの少量から開始し，副作用を確認しながら量を調整します」
原病による悪化があることの説明	「とても病状が悪くて呼吸困難が強いときには，オピオイド（医療用麻薬）を使用したあとに，元々の病気の悪化によって酸素の数値が下がったり，呼吸の回数が減ったりすることがあり，あたかもオピオイド（医療用麻薬）の副作用のように見えることがあります」
希望を伺う	「呼吸困難に対してオピオイド（医療用麻薬）を使用するかどうかについては，患者さんやご家族のご意向に沿って行いますので，ご希望を教えてください」

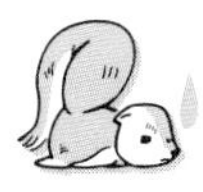

私の失敗談

～家族にとって予想外の経過―「モルヒネ使用で亡くなった？」～

COPDの患者での経験です．患者が医療関係者であったため，非常に理解が早く，呼吸困難に対してモルヒネの投与を開始することになりました．来院していた妻には呼吸困難に対してモルヒネを使用することを口頭で簡単に説明しました．しかし，その3日後に患者は細菌性肺炎を起こし，亡くなりました．その後，妻は「モルヒネを使用したことが原因ではないか」と何度も主治医と看護師に説明を求め，「私が(モルヒネの使用を)止めていれば…」と後悔を口にしていました．

オピオイドに対する患者，家族の不安については前述しましたが，特に予後が短いことが予想される患者の呼吸困難にオピオイドを使用する場合には，原病悪化による急変がオピオイドの開始後に重なることがあります．医療者にとっては予想される経過であっても，家族にとっては予想外であることもしばしばあります．急な喪失悲嘆がオピオイドという“危険な薬”を使用した医療者への怒りに置き換えられることもありますので，患者だけでなく家族への説明も十分にしておくことが重要でしょう．

2 どんな患者にどんなオピオイドを選択するかを考える

オピオイドにはいくつか種類があります．そのなかでどのオピオイドを呼吸困難に使用するかについては，いくつかの因子を考慮して選択します．**オピオイドを選択するときの判断材料について表2にまとめます．**

Dr森田より
神経疾患に関しては，「呼吸困難時の除痛」にモルヒネを使用した場合は査定しないという支払基金の見解があります．呼吸困難で使ってもよいが，「痛みに対して使う」という建前を立てて実をとった形になっています．

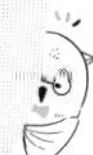

表2　呼吸困難に対するオピオイドの使い分け

オピオイド名	がん	非がん	腎機能障害	エビデンス
モルヒネ	○※1	○※2	△※4	○
オキシコドン	○※1	×	○	△
ヒドロモルフォン	○※1	×	○	△
フェンタニル	○※1	×	○	△
コデイン	○※1	○※3	△※4	△

※1：厳密に言うと，添付文書上，効能又は効果に「呼吸困難の緩和」のような記載はない
※2：添付文書上，効能又は効果に「激しい咳嗽発作における鎮咳」というがんに限らない記載がある
※3：添付文書上，効能又は効果に「各種呼吸器疾患における鎮咳・鎮静」というがんに限らない記載がある
※4：腎機能障害があると，代謝産物が蓄積し，副作用が強く出る可能性があるため，使用する場合は少量から開始する

3 オピオイドの効果を理解した上でプラセボ効果を最大限に生かす

呼吸困難に対するオピオイドのプラセボ対照ランダム化比較臨床試験の結果は，実は一貫していません．この原因の1つには，プラセボ群におけるプラセボ効果が大きいことがあげられています．そして，呼吸困難に対するオピオイドの効果はNRS（NRSについてはp8「第1章-2. 呼吸困難の評価」参照）でだいたい1前後と報告されています．つまりNRS 9くらいの患者の呼吸困難がNRS 0になるような治療ではないことを知っておくとよいでしょう．ただ，じゃあオピオイドを使用しないかというと，対症療法としての薬物治療のなかでは第一選択薬になるため，やはりまずは試してみることが多いと思います．さて，どうせ使うならその効果を最大限にしたいところです．正直に「呼吸困難をNRSで1くらい下げる効果がある薬です」と説明するよりは**「呼吸困難によく使用されている薬で，効果が期待できます．随分楽になる人もいますよ」とプラセボ効果を最大化するような声がけをしてあげるのがよいでしょう．**

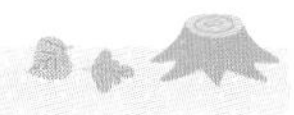

いつ，どんなときにオピオイドを使用するのがよいか

呼吸困難に対する最初のアプローチは原因対策(原疾患に対する標準治療を含む)です．たとえば，未治療のCOPD患者の呼吸困難に対してオピオイドを最初の治療として行うことは不適切であり，まずは標準治療である気管支拡張薬の吸入を検討するべきでしょう．また，病状が進行していない段階で重度の呼吸困難がある場合には，何らかの併存症がある可能性が高いです．たとえば，抑うつや不安によって呼吸困難の表出が強くなされているような場合があります．したがって，呼吸困難に対してオピオイドを使用するタイミングとしては，呼吸困難を説明しうる病状進行による器質的な病態があり，標準治療がしっかり行われている段階でオピオイドの出番があると考えるとよいでしょう．

オピオイドをどのように投与するか

経口オピオイドの開始量と最大投与量の目安について表3に示します．死亡直前期には経口内服ができなくなるため，注射剤が使用されますが，その投与例を表4に示します．最大投与量の目安について記載はしましたが，死亡直前期の呼吸困難については重度であることが多いため，最大投与量を決めることは難しいのが実情です．そのため，呼吸困難の改善効果，呼吸数，意識レベルを参考に，さらに増やすかどうかを決めることが多くあります．

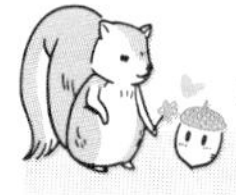

初心者の処世術

～早めの対応が信頼を得るキモ～

死亡直前期の呼吸困難は患者にとって苦痛を伴う症状であり，そばについている家族や看護師にとっては見ていてとてもつらい症状です．あくまで上述したような呼吸困難に対する適応があれば，という前提ですが，患者，家族，看護師から依頼があった場合にはできるだけ早めにオピオイドを開始し，早めにタイトレーションをしてあげることでとても感謝されます．オピオイドについてはほかの薬と異なり，処方手続きが煩雑であったり，丁寧な説明が求められるため開始するときには躊躇するかもしれませんが，ここぞというときにしっかり対応できると，患者，家族，看護師の信頼を勝ち取ることができるかもしれません．

表3　呼吸困難に対する経口オピオイドの開始量と最大量の目安

オピオイド名	開始量	最大量
モルヒネ速放製剤	10mg/日	30mg/日
モルヒネ徐放製剤	20mg/日	40mg/日
オキシコドン徐放製剤	10mg/日	20mg/日
ヒドロモルフォン徐放製剤	4mg/日	8mg/日
コデイン	80mg/日	200mg/日

表4　呼吸困難に対するオピオイド注射剤の開始量と最大量の目安

オピオイド名	開始量	最大量
モルヒネ	6mg/日	60mg/日
オキシコドン	6mg/日	60mg/日
ヒドロモルフォン	0.6mg/日	4.8mg/日
フェンタニル	0.1mg/日	1.2mg/日

▶ 適切なタイトレーションのために適切な指示を

モルヒネ注射薬の持続投与を呼吸困難に対して使用しているときには，夜間や休日などの間にもタイトレーションできるように，「呼吸困難に対して1時間量のレスキューを8時間に3回使用した場合には持続投与量をベースアップしてください(ただしベースアップは8時間に1回まで)」といったような指示を出すことがあります．ただ，死亡直前期の呼吸状態および，それに伴う呼吸困難は時間単位で悪化してくることがあります．そのような病状の場合には，必ず「医師が必要と判断した場合には，8時間に3回レスキューを使用していなくても持続投与量をベースアップしてもOKです」と指示を追加しています．当たり前のことのように感じるかもしれませんが，このような指示がないと，特にオピオイドの使用に慣れていない病棟では，持続投与量の適切なタイトレーションがなされないこともしばしば経験します．

［オピオイド開始後の観察ポイント］

呼吸困難に対するオピオイドの効果については，投与した患者の6割くらいで効果がみられたという報告もあります．裏を返せば，4割の患者では効果がないということになります．経口オピオイドについては開始して1週間くらいで効果がなければ，中止するのがよいでしょう．また，悪心，傾眠，便秘といった副作用についてもしっかり観察し，適切に対応します．「これ(オピオイド)を飲むとよく眠れます」といったように，呼吸困難以外の目的でオピオイドを使用している場合にはケミカルコーピングになっている可能性があるため，定期的にどのようなときに使用しているのか確認しておくことも重要です．

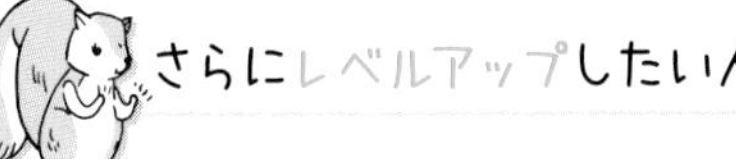

さらにレベルアップしたい人のために

～がんの痛み＋呼吸困難の場合～

がん患者の場合には，がんの痛みに対してオピオイドを使用していて，さらに呼吸困難が出現，悪化してくる場合があります．そのようなときにはいくつかのアプローチがあります．まず，フェンタニル，タペンタドールといった呼吸困難に対する効果があまり期待できないオピオイドを痛みに対して使用している場合には，その全部，もしくは一部をモルヒネやオキシコドンにスイッチングします．もしくは，痛みに対して使用しているオピオイドの投与量は固定したまま，呼吸困難に対してモルヒネやオキシコドンを上乗せすることもあります．また，痛みに対してモルヒネやオキシコドンを使用している場合には，その投与量を増やします．まれなケースですが，オキシコドンやヒドロモルフォンを痛みに対して使用していて，モルヒネにスイッチングすることで呼吸困難が改善することもあります．

私のプラクティス

～オピオイドの処方日数に注意～

薬剤師の先生から確認の依頼を受けることがあるのがオピオイドの処方日数です．モルヒネ，オキシコドンといった強オピオイドの処方日数は30日までになっています．ですので，外来の来院間隔が30日より長い患者の場合には，薬剤処方のための外来受診が必要になります．ちなみに1%のコデインは30日を超えて処方可能ですが，10%のコデインは30日までしか処方ができないことにも注意が必要です．

文献

1）日本緩和医療学会 緩和医療ガイドライン委員会（編）：がん患者の呼吸器症状の緩和に関するガイドライン2016年版，金原出版，東京，2016

▷ がん患者の呼吸困難についてのオピオイドのエビデンスについてまとまった内容が記載されています．

2）Currow DC et al：Once-daily opioids for chronic dyspnea：a dose increment and pharmacovigilance study. J Pain Symptom Manage **42**：388-399, 2011

▷ 呼吸困難に対するモルヒネの効果がだいたいわかる試験です．

3）日本呼吸器学会・日本呼吸ケア・リハビリテーション学会合同 非がん性呼吸器疾患緩和ケア指針2021作成委員会（編）：非がん性呼吸器疾患緩和ケア指針2021，メディカルレビュー社，東京，2021

［https://www.jrs.or.jp/publication/file/np2021.pdf］（2023年6月1日閲覧）

▷ 非がん性呼吸器疾患の呼吸困難に対するオピオイドの使用方法について具体的な記載があります．

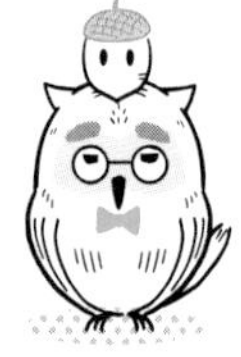

B. 薬物療法

2. ベンゾジアゼピン系薬

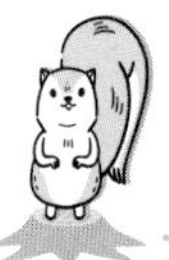

これで脱・初心者！
つまずきやすいポイント

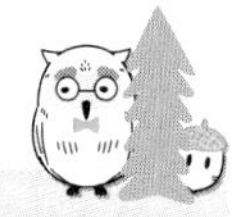

1. 呼吸困難に対するベンゾジアゼピン系薬の安易な処方は控えましょう．
2. ベンゾジアゼピン系薬を処方するときには非薬物療法の併用を勧めましょう．
3. せん妄のリスクがある患者に対する処方は控えましょう．

1 呼吸困難に対するベンゾジアゼピン系薬の安易な処方は控える

訪室するたびに呼吸困難を頻回に訴え，なかなか話が終わらないようなタイプの患者にはついつい「不安が呼吸困難を強めている」と判断して，ベンゾジアゼピン系薬を処方したくなるかもしれません．しかし，ベンゾジアゼピン系薬には後述するようなさまざまな副作用があること，呼吸困難に対する効果はまだ定まっていないこと，不安が増悪因子になっている場合も非薬物療法が優先されることから，**呼吸困難に対するベンゾジアゼピン系薬の処方には慎重であるべき**でしょう．

2 ベンゾジアゼピン系薬を処方するときには非薬物療法の併用を勧める

呼吸困難にベンゾジアゼピン系薬を処方するときは，多くの場合，呼吸困難に強い不安が併存していることが多いと思います．ベンゾジアゼピン系薬の抗不安作用が有効であった場合，それは患者にとっては「先生が処方してくれた薬でよくなった」ということになります．ベンゾジアゼピン系薬を処方するときに**簡単な呼吸法やリラクセーション法**(p64「第2章-C-2．心理療法」参照)**を同時に説明して練習してもらう**と，「薬も効いたけど，自分で行った非薬物療法も有効だったかもしれない」と自己効力感，自己コントロール感を高めることに役立ちます．

3 せん妄リスク患者に対する処方は控える

ベンゾジアゼピン系薬はせん妄の直接因子(原因)になることが知られています．特に高齢の患者，ほかにもせん妄の直接因子を複数有している患者(たとえば，オピオイド服用，脱水，高カルシウム血症，感染症，脳転移など)では注意が必要です．このような患者には，たとえ呼吸困難と強い不安が併存している場合でもベンゾジアゼピン系薬の使用は控えるほうが望ましいでしょう．

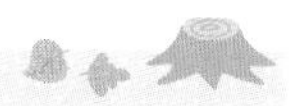

呼吸困難に対するベンゾジアゼピン系薬の位置づけは

呼吸困難と不安が関連することはよく知られています．呼吸困難という症状は呼吸と関連づけられる症状であり，「息が止まる」「息がつまる」といったように生命に関わる病態を想起させることから不安を惹起しうるということは想像に難くありません．そのような背景から呼吸困難にベンゾジアゼピン系薬が使用されることがありますが，その有効性を検討した研究の結果は一致しておらず，これまでに報告されたメタ解析ではその有効性は示されていません[1]．そのため，呼吸困難に対するベンゾジアゼピン系薬の位置づけとしては，**標準治療，非薬物療法，オピオイドを使用したあとで，なおかつ強い不安を伴う場合に限り出番がある**と考えておくべきでしょう[2,3](例外として，死亡直前期呼吸困難に対してオピオイドに追加するミダゾラム持続注射については，不安の有無に関わらず使用されることがあります）．

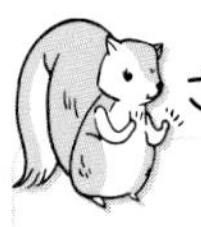

さらにレベルアップしたい人のために

〜オピオイドの増量で対応しきれないとき〜

死亡直前期には重度の呼吸困難を認めることがしばしばあります．通常，酸素療法や非薬物療法に加えてオピオイドを増量していきますが，間質性肺炎の急性増悪のような場合にはオピオイドを増量しても呼吸困難がなかなか緩和できないときもあります．そのようなときに，モルヒネ注20〜40mg/日くらいまでオピオイドを増やしても強い呼吸困難が残存している場合[4]には，ミダゾラム2.5〜10mg/日くらいの持続注射を追加することがあります．

Dr森田より

ミダゾラムの持続投与というと国内では「鎮静（sedation）」と受け取られがちですが，意識を低下させることが目的ではなく，呼吸困難や不安を緩和する少量を投与する場合は鎮静に含めないのが国際的には通例です．

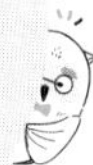

呼吸困難によく使用される経口ベンゾジアゼピン系薬〜アルプラゾラムとロラゼパム〜

経口ベンゾジアゼピン系薬にはさまざまな種類がありますが，そのなかでも**呼吸困難によく使用される薬がアルプラゾラムとロラゼパム**です．この2剤が使用される理由としては，両者とも中期作用型であること（半減期約12〜14時間，短期作用型は依存形成が起こりやすく，長期作用型は副作用発現時に遷延する），常用量での筋弛緩作用が他のベンゾジアゼピン系薬に比べて相対的に少ないこと，呼吸困難を伴う疾患に合併することが多いパニック症での使用経験が豊富であることがあげられます．アルプラゾラムはがん患者の抑うつと不安に有効であることが報告されています．アルプラゾラムは肝臓のチトクロムP450とよばれる酵素群で代謝を受けるため，肝機能障害のある患者では効果・副作用が強く出る可能性がありますが，ロラゼパムはグルクロン酸抱合を直接受けるため，肝機能障害のある患者でも使用しやすいというメリットがあります．

ベンゾジアゼピン系薬の副作用

ベンゾジアゼピン系薬の代表的な副作用について表1に示します．使用開始前にはこのような副作用が出る可能性についてしっかり見積もっておきましょう．たとえば，すでに日中の眠気が強い患者に投与すればさらに眠気を悪化させてしまう可能性が高くなります．また，開始後はこのような副作用の発現の有無について観察し，継続するのか中止するのかについて検討していくことが必要です．

表1　ベンゾジアゼピン系薬の代表的な副作用

①記憶障害，せん妄，傾眠
②筋弛緩，めまい，ふらつき，脱力，倦怠感，転倒，頭痛，頭重感，構語障害
③逆説反応（本来期待する効果と逆に，怒り，敵意，衝動性亢進，好機嫌などが出現する）
④依存形成
⑤呼吸抑制

ベンゾジアゼピン系薬の急な中止による離脱症状

ベンゾジアゼピン系薬の副作用については上述のとおりですが，長期間使用していたベンゾジアゼピン系薬の中止によって離脱症状が出現することが知られています．代表的な症状には，不安，焦燥感，不眠，動悸，めまい，振戦，知覚過敏，せん妄などがあります．長期間使用していたベンゾジアゼピン系薬を副作用などを理由に中止する場合には，**緊急性がない場合であれば，漸減していく**ことが望ましいでしょう．漸減ペースとしては可能なら1〜4週ごとに25％ずつ減量していくことが一般的です．

私のプラクティス

～抗うつ薬で代用する場合～

呼吸困難に強い不安が合併しているがせん妄のリスクが高いときや，重度のII型呼吸不全があるためにベンゾジアゼピン系薬が使用できないときには，抗不安作用を有する抗うつ薬を使用することがあります．筆者がよく使用するのは選択的セロトニン再取り込み阻害薬であるセルトラリン，エスシタロプラムや，ノルアドレナリン作動性・特異的セロトニン作動性抗うつ薬であるミルタザピンです．前者は特にパニック症を合併している症例でよく使用します．後者については，食欲不振や不眠を伴う症例でよく使用し，現在呼吸困難に対するランダム化比較試験が行われています[5)]．使用例について表2に示します．

表2　抗うつ薬の処方例

・エスシタロプラム（レクサプロ®）錠10mg，1回1錠，1日1回夕食後
　※開始後1～2週間に起こりうる食欲低下，嘔気に注意
・セルトラリン（ジェイゾロフト®）錠25mg，1回1錠，1日1回夕食後
　※開始後1～2週間に起こりうる食欲低下，嘔気に注意して，1～2週ごとに漸増
・ミルタザピン（リフレックス®，レメロン®）錠15mg，1回1/4～1/2錠，1日1回就寝前
　※1/4～1/2錠で開始し，日中の眠気や倦怠感がないことを確認して漸増

ベンゾジアゼピン系薬の効果をリバースするには？

呼吸抑制（CO_2ナルコーシスを含む）や過鎮静といった緊急性が高い場合には，ベンゾジアゼピン系薬のリバースが必要になることがあります．そのようなときには，ベンゾジアゼピン系薬の拮抗薬であるフルマゼニルを使用することがあります．

フルマゼニルは0.5mg/5mL/Aです．0.2mg/2mLをゆっくり静脈注射し，投与後4分以内に効果が得られない場合には0.1mg/1mLを追加します．以後，必要に応じて1分ごとに0.1mg/1mLずつの投与を総量1mgまで繰り返します．ただしフルマゼニルの半減期は約50分なので，投与していたベンゾジアゼピン系薬の半減期がそれよりも長い場合には，一度フルマゼニルの効果が出たあとに再びベンゾジアゼピン系薬の副作用が出現することがあります．そのため，単回静脈注射後に，生理食塩水に混注して，必要時間維持点滴す

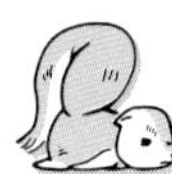

私の失敗談

～Ⅱ型呼吸不全に要注意～

レジデント時代に，死亡直前期のCOPD患者の担当医になりました．ベッド上での最小限の動作でも呼吸困難が出現し，患者は毎日ナースコールを押して，「息苦しい，何とかしてくれ」と繰り返し訴えていました．不安も強かったため，呼吸困難を増強していると考え，ベンゾジアゼピン系薬であるクロチアゼパムを処方しました．投与後，患者は意識レベルが低下し，動脈血ガス分析を行うとpHが低下し，$PaCO_2$が100 Torr以上に上昇しており，CO_2ナルコーシスになっていました．この方は入院時の動脈血ガス分析で，$PaCO_2$が70 Torrもあり，重度のⅡ型呼吸不全を有している患者でした．

未診断のCOPDががん患者のなかに隠れていることがあります．胸部X線で肺の過膨張や透過性亢進を認める，胸部CTで気腫肺所見を認める，高度の喫煙歴を認める，酸素投与をしている，といった患者の呼吸困難に対するベンゾジアゼピン系薬の処方には注意が必要です．動脈血ガス分析については最終末期の患者に行うかは検討が必要ですが，月単位の予後が望めて，Ⅱ型呼吸不全の可能性があり，ベンゾジアゼピン系を処方する場合には行っておく価値があるかもしれません．

る方法もあります（たとえば，2.5 mg/2.5 mL静脈注射し，生理食塩水500 mLに2.5 mg/2.5 mL混注し，2～12時間で維持点滴）．

文献

1） Simon TI et al：Benzodiazepines for the relief of breathlessness in advanced malignant and non-malignant diseases in adults. Cochrane Database Syst Rev. 2016 Oct 20；**10**：CD007354
▷ 呼吸困難に対するベンゾジアゼピン系薬の有名なメタ解析です．

2） Hui D et al：Management of Dyspnea in Advanced Cancer：ASCO Guideline. J Clin Oncol **39**：1389-1411, 2021
▷ がんの呼吸困難マネジメントについてのASCOの最新ガイドラインです．

3） Hui D et al：Management of breathlessness in patients with cancer：ESMO Clinical Practice Guidelines. ESMO Open **5**：e001038, 2020
▷ がんの呼吸困難マネジメントについてのESMOの最新ガイドラインです．

4） Mori M et al：Palliative Care Physicians' Practice in the Titration of Parenteral Opioids for Dyspnea in Terminally Ill Cancer Patients：A Nationwide Survey. J Pain Symptom Manage **58**：e2-e5, 2019
▷ 日本の緩和ケア医を対象に，がん患者の死亡直前期呼吸困難に対するオピオイドについて調査した研究です．呼吸困難に対するオピオイド投与量の上限について，専門医の見解がわかります．

5）Higginson IJ et al：Randomised, double-blind, multicentre, mixed-methods, dose-escalation feasibility trial of mirtazapine for better treatment of severe breathlessness in advanced lung disease（BETTER-B feasibility）. Thorax **75**：176-179, 2020
▷ 呼吸困難に対するミルタザピンのfeasibility RCTです．現在第III相試験が行われています．

6）日本緩和医療学会 緩和医療ガイドライン委員会（編）：がん患者の呼吸器症状の緩和に関するガイドライン（2016年版），金原出版，東京，2016
▷ がん患者の呼吸困難についてのベンゾジアゼピン系薬のエビデンスについてまとまった内容が記載されています．

7）日本呼吸器学会・日本呼吸ケア・リハビリテーション学会合同 非がん性呼吸器疾患緩和ケア指針2021作成委員会（編）：非がん性呼吸器疾患緩和ケア指針2021，メディカルレビュー社，東京，2021
［https://www.jrs.or.jp/publication/file/np2021.pdf］（2023年4月24日閲覧）
▷ 非がん性呼吸器疾患の呼吸困難に対するベンゾジアゼピン系薬についての記載があります．

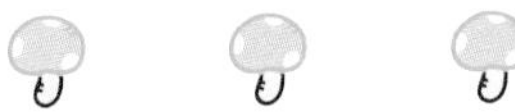

B. 薬物療法

3. ステロイド

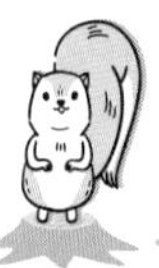

これで脱・初心者！
つまずきやすいポイント

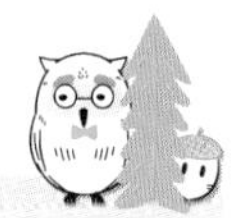

1. 副腎皮質ステロイド(以下，ステロイド)の適応は疾患に対してなのか，症状緩和なのかを意識しましょう．COPDの増悪や一部の間質性肺炎では疾患に対してのステロイドが投与されます．
2. 副作用によるデメリットに注意しましょう．ステロイドは副作用が多いので，症状緩和のために新たな症状で苦しめないようにしましょう．
3. 心不全患者へのステロイド投与は控えましょう．体液貯留をきたすため，原則心不全には禁忌です．

1 ステロイド投与の適応は？

今，目の前の患者に使おうとしているステロイドは，何を目的としているのでしょうか？ **ステロイドは原疾患に使われる場合もあれば，症状緩和として使われる場合もあります**．非がん領域ではCOPDの増悪や一部の間質性肺炎で適応になります．症状緩和としては，呼吸困難への有用性は明らかではなく，食欲不振，悪心・嘔吐，倦怠感への効果が期待されます．どちらが目的なのか明確にしましょう．

2 ステロイドの副作用によるデメリットに注意しよう

ステロイドは副作用が多く，使用する際はデメリットに留意する必要があります(もちろん使用する場合は気をつけてはいると思いますが)．ただし，副作用を気にするあまり頻回の採血や1日4回の血糖測定を行うなど，患者の負担が増えてしまっているなんてことがないようにしましょう．

3 心不全患者へのステロイド投与は原則禁忌

ステロイドの作用で体液貯留をきたすため，**心不全を増悪する可能性**があります．原則禁忌になります．

ステロイドの作用

ステロイドは抗炎症作用や抗アレルギー作用，免疫抑制作用とさまざまな作用を有します．呼吸困難や食欲不振，悪心，倦怠感に対する正確な機序はわかっていませんが，ホルモンの補充効果と抗炎症作用が関係しているのではないかと考えられています．

緩和ケア領域におけるステロイドの有効性

▶ 呼吸困難

非がん性呼吸器疾患の死亡直前期の症例を対象とした研究はまだありません．進行したCOPD患者において2週間の経口ステロイド(プレドニン40mg/日)投与を行ったランダム化比較試験(RCT)では，呼吸困難の改善は認められませんでした[1)]．COPD患者を対象とした2年間の吸入ステロイド単独群，吸入ステロイドと経口ステロイド併用群，プラセボ群を比較したRCTでは，併用群は吸入ステロイド単独群に比し呼吸困難の改善に有意差を認めませんでした[2)]．このように，非がん性呼吸器疾患での呼吸困難に対する有効性は明らかではありません．

しかし，非がん性呼吸器疾患のなかでもCOPDと間質性肺炎ではステロイドを「原疾患の治療」として使う場合があります．大切なのはまず，**呼吸困難をきたしている原因は何なのかを考え，次いでその原因に対するステロイドの治療の必要がないかを考える**ことです．

がん患者においても呼吸困難を緩和する効果は示されておらず，一律にはステロイドの全身投与を行わないことが推奨されています[3)]．がん性リンパ管症，上大静脈症候群，主要気道閉塞という一部の病態による呼吸困難を有する患者においては，十分な根拠はないながらも現場で使用されてきた歴史も背景に，有害事象とのデメリットを慎重に考えながらの投与を検討することも推奨されています．

▶ 呼吸困難以外の症状

食欲不振，悪心・嘔吐，倦怠感いずれについても非がん性呼吸器疾患における有効性は明らかではありません．それぞれ，がん患者における有効性は示されています．

ステロイドの副作用

ステロイドはさまざまな副作用を引き起こします(表1)．長期的な使用で問題となることが多いので，**短期間，最少量での使用を心がける**ことが大切です．短期使用で問題となるのは高血糖と不眠，抑うつ，せん妄です．糖尿病がある場合は血糖測定を行う必要がありますが，予後が限られるなかでは高血糖緊急症とならない範囲でのコントロールとし，頻回の測定やインスリン注射を含め治療負担が増えないように注意しましょう．

精神面への影響は個人差が大きく，通常プレドニゾロン1日40mgを超える用量で，治療開始後2週間以内の早期にみられます．ステロイドの投与量を漸減すると，通常3週間ほどで症状は自然に治まります．睡眠薬も併用しながら，抑うつなどの気分への影響が強いときはすぐに中止を検討しましょう．

表1　ステロイドの副作用

副作用	特徴
感染症 (化学療法に伴う場合は特に注意)	結核の再活性化，カンジダ，ニューモシスチス肺炎
代謝異常	高血糖，電解質異常，体液貯留，脂質異常症
皮膚脆弱性	創傷治癒の遅延，紫斑，皮膚萎縮，ざ瘡
ミオパチー	おもに骨盤帯筋が弱くなるが，頭部屈筋や肩の筋肉も影響を受ける
骨粗鬆症	カルシウムの腸管吸収の減少およびカルシウム尿の増加に伴う尿細管再吸収の減少による
無菌性骨壊死	通常は大腿骨頭に発生する
消化管潰瘍	全身状態が良好な患者におけるステロイドの単独使用はリスク増加と関連しない．超高用量，全身性悪性新生物，消化性潰瘍の既往，非ステロイド性抗炎症薬(NSAIDs)の併用など，消化性潰瘍および出血に関連する特定の危険因子がある場合はリスクとなるため予防を考慮する
精神症状	不眠症，活動性せん妄(多幸感)，気分障害(躁，うつ)，精神病．個人差が大きい
眼毒性	緑内障，白内障
内分泌作用	副腎抑制．プレドニゾロン1日7.5mgを超える用量の治療で10日後頃から認め始める
ステロイド離脱症候群	ステロイド治療の突然の中止で起こり，関節痛，頭痛，嗜眠，悪心・嘔吐，体位性低血圧，乳頭浮腫などをきたす

〔Cherny NI(ed)：Oxford Textbook of Palliative Medicine, 5th ed, Oxford University Press, Oxford, p999, 2015より引用〕

Column

～ステロイドに対する患者・家族のイメージに注意しよう～

「ステロイド」という単語を検索エンジンで調べると，ステロイドに関するさまざまな憶測が飛び交っていることがわかります．患者本人または家族が検索し，ステロイドに対して偏見の目をもつことが想像されます．また，説明のときの副作用の羅列を見て怖くなってしまうこともあります．ステロイドにどのような印象を抱いているか反応を見ながら，治療で得られる利益，不利益について副作用が過剰に伝わらないよう説明することを心がけましょう．過剰な不安は，本来予想される以上の副作用を招いてしまうかもしれません(ノセボ効果といいます)．

表2 非がん性呼吸器疾患における症状緩和目的のステロイドの推奨量

一般名	用量
プレドニゾロン	1日20mg，分1または分2
デキサメタゾン	1日2mg，分1

開始後速やかに漸減し，効果がある最少量で維持．
〔日本呼吸器学会・日本呼吸ケア・リハビリテーション学会合同 非がん性呼吸器疾患緩和ケア指針2021作成委員会(編)：非がん性呼吸器疾患緩和ケア指針2021，メディカルレビュー社，東京，p61，2021を参考に作成〕[https://www.jrs.or.jp/publication/file/np2021.pdf]（2023年4月24日閲覧）

非がん性呼吸器疾患へのステロイド投与

非がん性呼吸器疾患の死亡直前期における症状緩和としての有効性は明らかではありません．しかし，原疾患(COPDの増悪，一部の間質性肺炎)への治療としての投与や，がん患者での食欲不振や倦怠感の改善におけるエビデンスは示されており，またガイドライン作成委員の経験も踏まえて『非がん性呼吸器疾患緩和ケア指針2021』でも症状緩和としての使用も期待できると結論づけられています(表2)．ただ，長期使用になると副作用のリスクが増加するため，症状の重症度と予後を考え，投与するかどうかを検討するように注意喚起もされています．

COPDの増悪に対するステロイド使用については，プレドニゾロン換算0.5mg/kg/日を5日間と期間の限定した投与で，5～7日以上はステロイド全身投与を行うべきではないとされています．

がん患者の呼吸困難緩和を目的としたステロイドの使用[3)]

▶ ベタメタゾン・デカドロン

がん患者の呼吸困難に対しては，腫瘍周囲の浮腫(がん性リンパ管症，上大静脈症候群，主要気道閉塞)の改善や，炎症(薬剤性間質性肺炎，放射線肺臓炎)の改善を目的に使用します．以下に処方例を示します．

処方例

・漸減法：4〜8mg/日，経口投与または点滴静注．夕方以降の投与を避ける．効果を認めたら0.5〜4mgを維持量として漸減．

・漸増法：0.5mg/日，経口投与または点滴静注．夕方以降の投与を避ける．効果を認めるまで4mg/日を目標に漸増．

※治療効果判定を毎日行い，効果がなければ早期に中断し副作用や離脱を起こさないようにすること．

Dr森田より

ステロイドの投与法として，漸増法と漸減法は，前者が関西で，後者が関東で行われていました．呼吸困難のように効果があるかを早期に判断して長期投与による有害事象を減らす目的であれば，漸減法が理にかなっているでしょう．

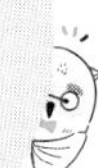

文献

1）Eliasson O et al：Corticosteroids in COPD：A Clinical Trial and Reassessment of the Literature. Chest **89**：484-490, 1986
▷ 進行COPD患者におけるRCTです．

2）Renkema TEJ et al：Effects of Long-term Treatment With Corticosteroids in COPD. Chest **109**：1156-1162, 1996
▷ COPD患者において，吸入ステロイドに経口ステロイドを追加した場合に呼吸困難が改善されるかを評価したRCTです．

3）日本緩和医療学会 緩和医療ガイドライン委員会（編）：がん患者の呼吸症状の緩和に関するガイドライン（2016年版），金原出版，東京，2016
▷ がん患者の緩和のなかでも呼吸症状についてよく記載されており参考になります．

C. 非薬物療法

1. リハビリテーション

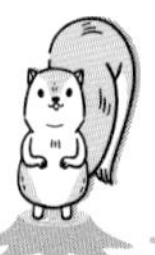

これで脱・初心者！
つまずきやすいポイント

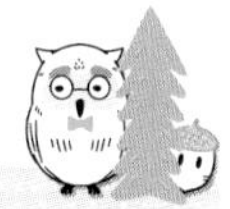

1. 緩和ケアでもリハビリテーションが必要ないか考えましょう．リハビリテーションの目的は日常生活に戻ることだけではありません．
2. 呼吸リハビリテーションは呼吸困難も改善してくれます．正しい呼吸法ができるようになると症状緩和につながります．
3. リハビリテーションの構成要素を押さえましょう．トレーニングのような運動療法だけがリハビリテーションのすべてではありません．

1 緩和ケアでもリハビリテーションが必要ないか考えよう

「リハビリって，筋肉つけて元の生活に戻るためのものでしょ？　緩和ケアだからオーダーしなくていいや！」そう思っている方はいませんか？　筆者は以前，そのようなイメージを抱いていました．しかしリハビリテーションには病気の予防や治療だけでなく，**QOLにも価値を置き，疾患や障害をもちながらも患者本人の望む場所で望む生活を送ることを支援する役割があります**．その点からは，緩和ケアでもリハビリテーションの意味があることがわかります．「緩和ケアなのでリハビリオーダーしていませんでした！」とならないようにしましょう．

2 呼吸リハビリテーションは呼吸困難の症状緩和もできる！

進行したCOPDの身体所見として，口すぼめ呼吸，呼気延長は有名ですよね．あの特徴的な呼吸は，COPDの肺で残気量を少なくして有効な呼吸をするために重要です．うまく呼吸ができていない患者では**呼吸法を学ぶことで楽に呼吸ができるようになり，呼吸困難の症状を改善することができます**．また，後述のように呼吸困難が生じにくい生活動作の習得もできます．パニック症を起こしたときの対処法などもあります．

3 リハビリテーションは運動療法だけではない

呼吸リハビリテーションは運動療法だけでなく，コンディショニングや日常生活動作(ADL)トレーニング，心理社会的サポートなどから構成されます(表1)．構成要素からもわかりますが，診断期から急性期や周術期，そして死亡直前期まで各ステージに応じた役割があることがわかります．

表1　呼吸リハビリテーションの構成要素

・運動療法(全身持久力トレーニング，筋力トレーニング)
・コンディショニング
・ADLトレーニング
・セルフマネジメント教育
・栄養療法
・心理社会的サポート
・導入前後，維持期(生活期)の定期的な評価

(Weaver TE et al：An explanatory model of functional status in chronic obstructive pulmonary disease. Nurs Res **46**：26-31, 1997より作成)
〔日本呼吸器学会・日本呼吸ケア・リハビリテーション学会合同 非がん性呼吸器疾患緩和ケア指針2021作成委員会(編)：非がん性呼吸器疾患緩和ケア指針2021，メディカルレビュー社，東京，p71，2021より許諾を得て転載〕
[https://www.jrs.or.jp/publication/file/np2021.pdf](2023年4月24日閲覧)

リハビリテーションの役割とは？～緩和ケア・死亡直前期における役割を知る～

リハビリテーションにおいても病気を障害の原因と考え，それを取り除くことに価値を置く医学的モデルから，ICF（International Classification of Functioning, Disability and Health，国際生活機能分類）という生活機能を重視する考え方を用いるように変化してきました[1]．ICFでは，患者の生活，QOLに焦点を当てる生活機能モデルが明確化されています．生活機能を「心身機能・構造」「活動」「参加」の3つの要素から成ると考え，「生活機能」に「健康状態」「環境因子」「個人因子」が相互に作用していると考えてアセスメントをしていきます（図1）．

がんのリハビリテーションについては予防的，回復的，維持的，緩和的と，がんの診断時から始まり治療のステージに応じて目的が変わっていきます（図2）．診断時には予防，治療開始されてからは回復，再発・転移が起こってからは維持，そして症状緩和が中心となってきてからは緩和ケアを目的としたリハビリテーションを行っていきます．

呼吸器症状に関連するリハビリテーションについては呼吸リハビリテーションが重要となります．それぞれの時期にどのようなプログラムが想定されるかが図で示されています（図3）．呼吸リハビリテーションでのそれぞれの構成要素の割合は時期で変わっていき，緩和ケアではコンディショニングが大きな中心を占めていきます．コンディショニングには呼吸練習，安楽な体位，リラクセーション，呼吸介助，排痰法などが含まれます．負荷をかけるいわゆるトレーニングに該当するものは役割が小さくなり，**普段の日常生活（ADL），特に基本的なADLと，どうしたら安楽に過ごせるかというコンディショニングに重きを置いたアプローチを行う**ことがわかります．それぞれ患者の症状と過ごしたい生活様式を元に個別にアレンジしていく必要があります．たとえば，「呼吸困難があっても自力でトイレへ行きたい」という目標に対して後述するようなペーシングなどを練習したり，「苦しくなってもすぐに救急車で運ばれたくない」という目的からパニック時の対処法を考えたり，というようなアプローチをします．

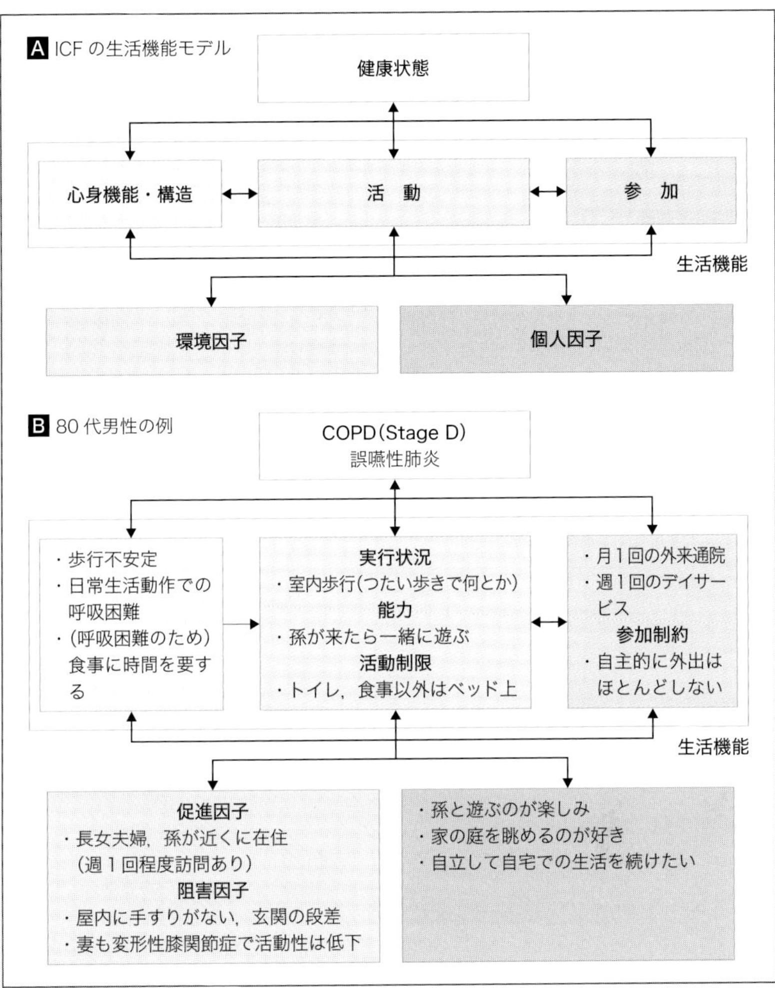

図1　ICFの生活機能モデルとその例

〔A：World Health Organization (ed)：International Classification of Functioning, Disability and Health：ICF. World Health Organization, Geneva, p299, 2001 より引用〕

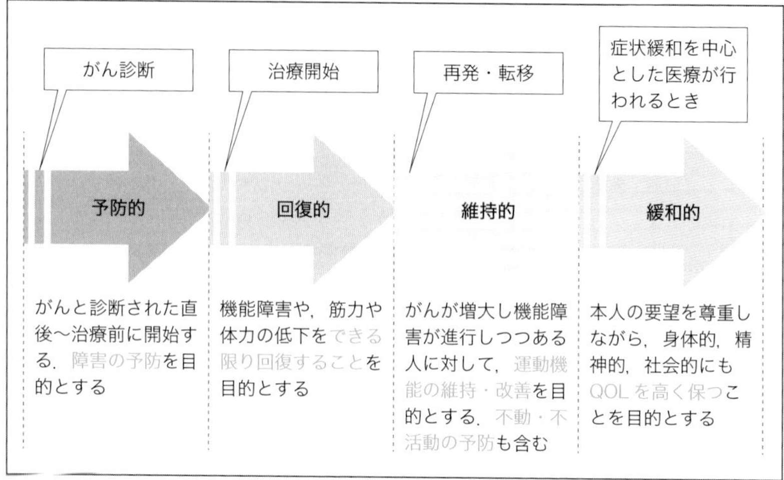

図2　がんのリハビリテーションの目的

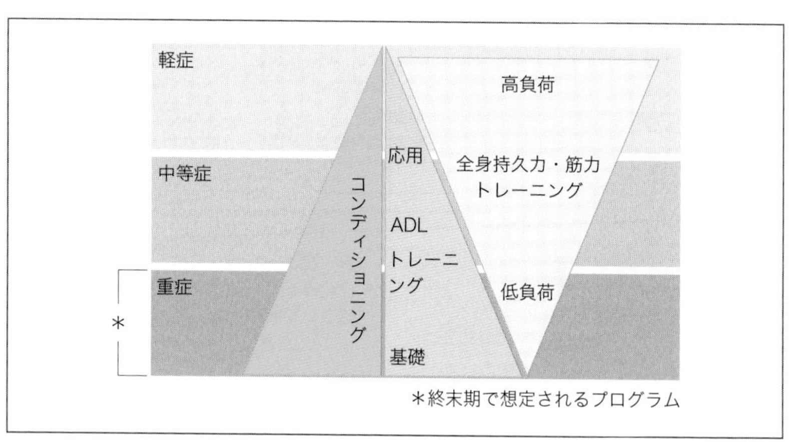

図3　非がん性呼吸器疾患の終末期における呼吸リハビリテーションの考え方

患者個別に開始時の重症度，予想される経過，予後，ACPなどを考慮し計画され，終末期では図内の重症にあたる内容が想定される．終末期にあっても増悪からの回復期や短期間でも安定期にある場合もあり，プログラムは柔軟に調整される．通院が困難な在宅患者は訪問リハビリテーションの適応を考慮する．ADL再構築では可能な限り，患者と介護者が実践できるように調整，指導することで健康関連QOLが維持・向上されやすい．

（日本呼吸ケア・リハビリテーション学会ほか(編)：呼吸リハビリテーションマニュアル―運動療法―第2版，照林社，東京，2012より改変引用）

〔日本呼吸器学会・日本呼吸ケア・リハビリテーション学会合同 非がん性呼吸器疾患緩和ケア指針2021作成委員会(編)：非がん性呼吸器疾患緩和ケア指針2021，メディカルレビュー社，東京，p75，2021より許諾を得て転載〕

～患者への説明～

医療者同様，患者もリハビリテーションと聞くとトレーニングのようなイメージを抱いていることが多いです．セラピストが訪問すると，「自分にはもう必要ないのではないか？　息苦しいし，もういいよ」などと言う患者も経験します．「家での生活上，もう少し楽に動けるような動きの工夫を覚えるためですよ」「症状を緩和するためですよ」など，リハビリテーションの目的をしっかりと事前に説明・共有することが大切です．

リハビリテーションによる呼吸器症状へのアプローチ

呼吸困難

呼吸困難のある肺がん患者に対しても，理学療法士による呼吸法指導は呼吸困難，身体活動性，倦怠感を改善するので，行うことがガイドラインでも勧められています[2]．COPDでは安定期において，呼吸困難，運動耐用能を改善することが報告されています[3]．

心不全においては呼吸筋トレーニング，下肢筋力の強化が呼吸困難を改善することが報告されています[4, 5]．

進行がん，COPD，間質性肺炎，心不全，運動ニューロン病による呼吸機能障害に対するリハビリテーションのシステマティックレビューでも，下肢筋群の電気刺激と胸郭振動刺激が呼吸困難を軽減することが報告されています[6]．

呼吸を自分でコントロールできる場合は，呼吸と動作を合わせることで労作時の呼吸困難を軽減することもできます(図4)．

パニックの改善

労作時やパニック時の呼吸困難を回復する方法として，呼吸練習や安楽な体位，呼吸介助を組み合わせたパニックコントロールがあります．どのような姿勢が患者にとって呼吸困難を回復しやすいか，評価を事前に行い個別にアレンジします(図5)．

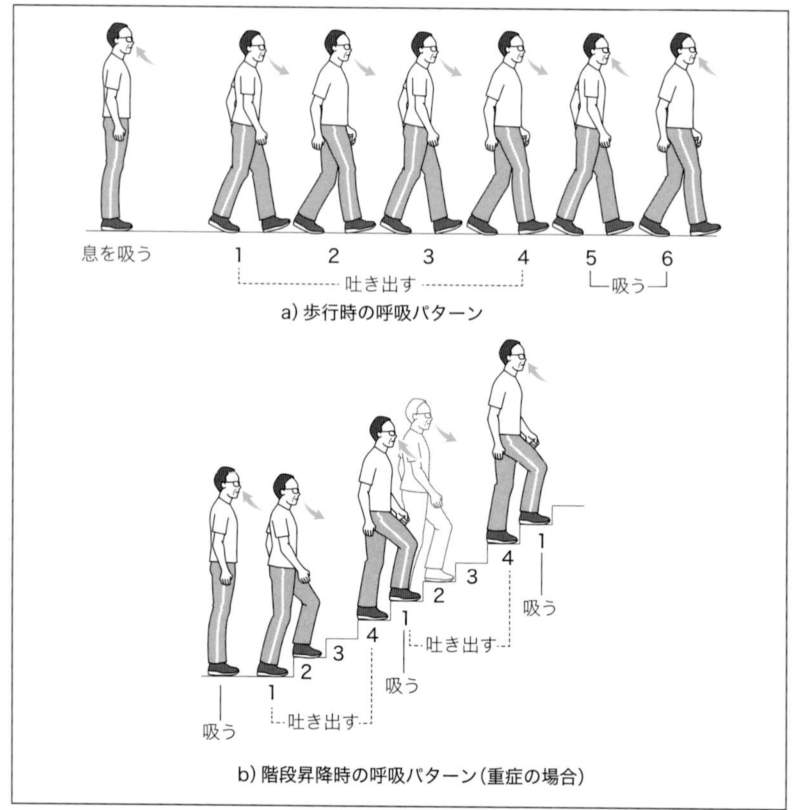

図4　歩行，階段昇降時のペーシングの例

呼吸法を目的の動作に同期させ実施する．ペーシングの対象となる動作は患者で個別性が大きく，自ら呼吸をコントロールできる場合に適応となる．
〔日本呼吸ケア・リハビリテーション学会ほか(編)：呼吸リハビリテーションマニュアル―運動療法―第2版，照林社，東京，p38，2012を参考に作成〕

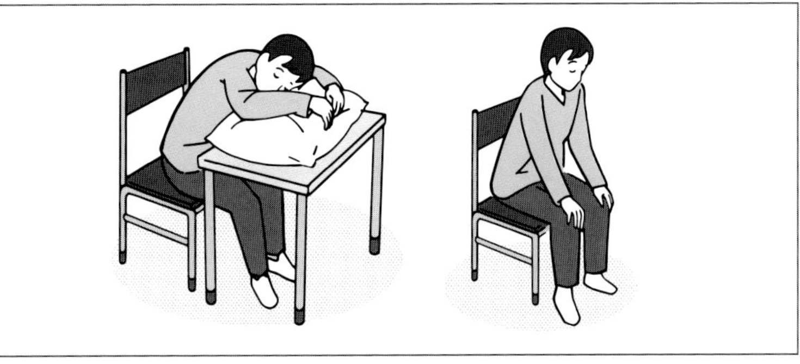

図5　座位でのパニックコントロールの例

座位以外にもセミファーラー位，側臥位など患者個別にどの姿勢が呼吸困難を回復しやすいか，あらかじめ評価しておく．

〔日本呼吸ケア・リハビリテーション学会ほか(編)：呼吸リハビリテーションマニュアル―運動療法―第2版，照林社，東京，p55，2012を参考に作成〕

さらにレベルアップしたい人のために

～ベッドサイドで呼吸リハビリテーション指導を一緒にやってみよう～

呼吸リハビリテーションについては，処方されたリハビリテーションの時間だけでなく，回診時に医師からも説明できると役に立つのではないかと思います．ここではベッドサイドでも指導しやすい「腹式呼吸」「シルベスター法」をご紹介します(執筆にあたっては理学療法士*にアドバイスをいただきました)．

・腹式呼吸(図6)

動く範囲の大きい横隔膜を使うことで，換気量を増やす呼吸法です．

片手を胸に，もう片方の手を腹部に置いた状態で呼吸を行います．深呼吸ではなく普通の呼吸で，息を吸うときはお腹が膨らむことを，反対に吐くときはお腹が凹むことを確認しながら呼吸を行います．臥位が一番行いやすい姿勢なので，臥位→座位→立位と順番に慣れていくのがコツです．なお，横隔膜が下がっているCOPD患者や，腹水などで腹部が膨隆している患者では苦しくなることがあるので注意してください．

・シルベスター法(図7)

呼吸の際に両上肢を挙上することで，胸郭を拡張させ，換気量を増加させる方法です．

両手の指を組み，上肢を挙上するのに合わせてゆっくり息を吸います．その後，上肢を下ろすタイミングでゆっくり吐いていきます．

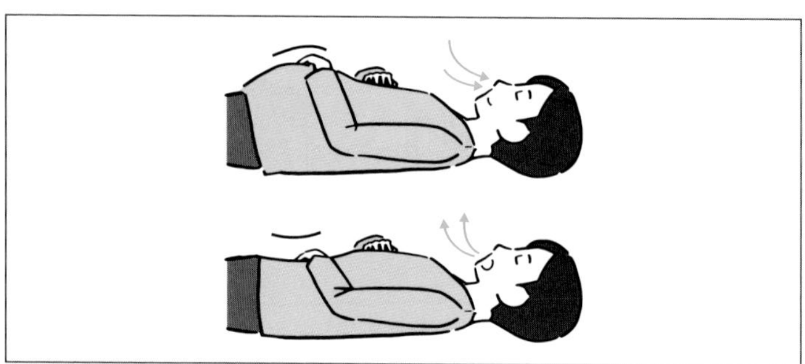

図6　腹式呼吸

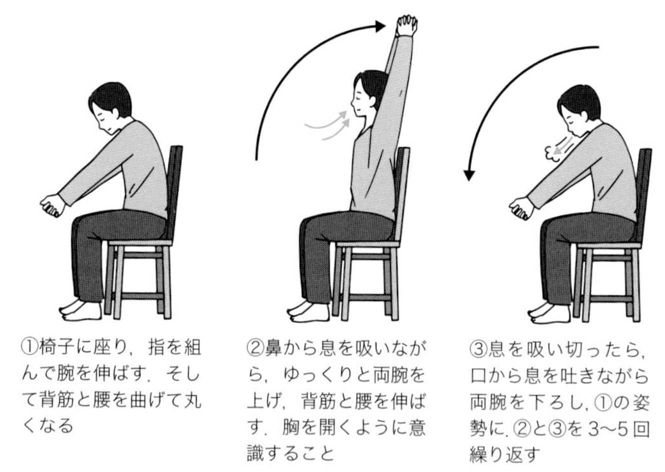

①椅子に座り，指を組んで腕を伸ばす．そして背筋と腰を曲げて丸くなる
②鼻から息を吸いながら，ゆっくりと両腕を上げ，背筋と腰を伸ばす．胸を開くように意識すること
③息を吸い切ったら，口から息を吐きながら両腕を下ろし，①の姿勢に．②と③を 3〜5 回繰り返す

図7　シルベスター法

*：明石医療センターリハビリテーション科 井ノ元宏希さん，ご助言ありがとうございました．

文献

1) World Health Organization(ed)：International classification of functioning, disability and health：ICF. World Health Organization, Geneva, p299, 2001
▷ ICFについて提唱されたWHOからの報告です.

2) 日本リハビリテーション医学会 がんのリハビリテーションガイドライン策定委員会(編)：がんのリハビリテーションガイドライン，金原出版，東京，2013
▷ がん患者のさまざまなセッティングでのリハビリテーションについて推奨が記載されています.

3) McCarthy B et al：Pulmonary rehabilitation for chronic obstructive pulmonary disease. Cochrane Database Syst Rev CD003793, 2015[https://www.cochranelibrary.com/cdsr/doi/10.1002/14651858.CD003793.pub3/full](2023年6月1日閲覧)
▷ COPDにおけるリハビリテーションの有効性について示したコクランレビューです.

4) Montemezzo D et al：Influence of Inspiratory Muscle Weakness on Inspiratory Muscle Training Responses in Chronic Heart Failure Patients：A Systematic Review and Meta-Analysis. Arch Phys Med Rehabil **95**：1398-1407, 2014
▷ 心不全における呼吸困難に対するリハビリテーションの有効性について示した論文です.

5) Beniaminovitz A et al：Selective low-level leg muscle training alleviates dyspnea in patients with heart failure. J Am Coll Cardiol **40**：1602-1608, 2002
▷ 心不全における呼吸筋トレーニング，下肢筋力の強化の効果について報告されています.

6) Jones S et al：Neuromuscular electrical stimulation for muscle weakness in adults with advanced disease. Cochrane Database Syst Rev：CD009419, 2016
▷ 進行がん，COPD，間質性肺炎，心不全，運動ニューロン病による呼吸機能障害に対するリハビリテーションの効果を示したコクランレビューです.

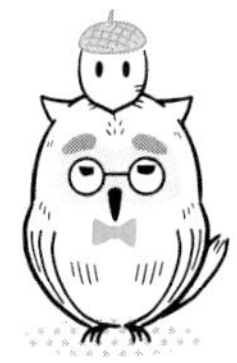

C. 非薬物療法

2. 心理療法

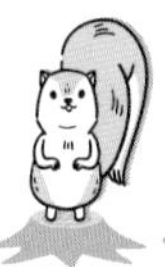

これで脱・初心者！
つまずきやすいポイント

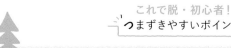

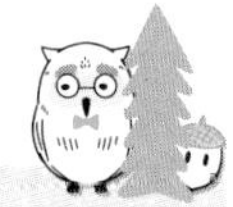

1. 呼吸困難に対して心理療法を行うことに患者は納得してくれそうか確認しましょう．
2. 導入する心理療法については治療者がよく理解・体験しておきましょう．
3. 心理療法のエッセンスをうまく利用しましょう．

1 呼吸困難に心理療法を行うことに患者は納得してくれそうか確認する

呼吸困難を訴えている患者に，いきなりリラクセーション法や心理療法をお勧めしたらどうなるでしょうか？　患者は「私が息苦しいのは心の問題って，先生は考えているの？」と不信感を抱くかもしれません．もちろん，リラクセーション法や心理療法の適応となる患者の呼吸困難には心理的因子が関与している割合が高いかもしれません．ただ，**その医療者の見立てが患者の解釈モデルと一致しているかはわかりません**．ですので，呼吸困難と心理的因子が相互に影響し合うこと，リラクセーション法や心理療法が呼吸困難の軽減に有効であることを一般化して説明しておきます．そのときの患者の反応をよく観察しておきましょう．この説明に納得してくれるようなら，リラクセーション法や心理療法の導入はしやすいかもしれません．なかには納得しない患者もいます．そのような場合には，ほかの治療法を提案する，もしくは身体的な面を強調した説明を追加します．

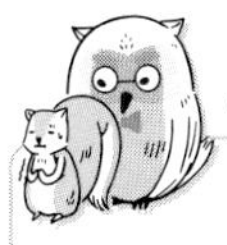

これをやったらこの職種に叱られる！

～心理職への依頼は患者の同意を得てから～

心理職に心理療法をお願いしたいと思ったときには，患者に「息苦しさの治療のために，心理士の先生にも来てもらいますね」といったように説明をして，患者の同意を得てから依頼をしましょう．依頼を受けた心理職が患者のところに行ってみると，「主治医からは何も聞いていない」「なんで心理士が来るんだ」といった話になることがあります．初回にこのようなやり取りになると，良好な治療関係の構築が難しくなります．もしどのように説明したらよいか悩むときには，患者に説明する前に「依頼をかけようと思っているが，どのように患者に説明をしたらよいか」というように事前に心理職に相談するとよいでしょう．

2 導入する心理療法については治療者がよく理解・体験しておく

何となく知っているリラクセーション法や心理療法を，本に書いてあるとおりに説明してもあまりうまくいきません．患者に導入し，効果が得られた体験も大事なのですが，できれば**治療者自身がその治療法について体験をしておくほうが望ましい**でしょう．たとえばリラクセーション法については日常生活のなかで治療者自身がやってみて，心身の緊張がほぐれる体験をしていれば，患者に説明をするときに実感をもって伝えることができますし，開始後に患者が感じる困難さや効果により共感的に対応することができます．筆者はある心理職の先生に「**治療者は自分が乗り越えた範囲までしか患者さんを治療することはできない**」と言われました．もちろん，本書の読者がこの言葉で述べられているような深い心理的課題を扱うことはほとんどないと思いますが，この言葉は，治療者自身がある心理療法によって自分自身の何らかの課題(それが軽いものであっても)を解決するという体験の必要性を表しています．たとえば，治療者自身が自身の考え方のパターンを俯瞰する習慣がないのに認知再構成法(後述)を患者に勧めても，その後に必要とされる「患者との協働」はできないでしょう．

3 心理療法のエッセンスをうまく利用する

心理療法と聞くと，心理職，精神科医，心療内科医といった心理の専門家のみが行う特別な治療のように感じるかもしれません．あとで詳しく解説しますが，臨床試験で行われているようなしっかりとした心理療法を日常臨床で行うことは，心理の専門家であってもなかなか困難です．また，本来心理療法は患者の個別性に応じて柔軟にそのやり方を変更していくものです．ですので，心理療法という言葉に身構えずに，そのエッセンスを日常臨床のなかにうまく取り入れるくらいの姿勢でどんどん活用してもらうのがよいと思います．

リラクセーション法

心理の専門家でなくても比較的簡単に習得でき，患者に指導しやすいリラクセーション法として腹式呼吸と筋弛緩法があります．腹式呼吸についてはp61をご参照ください．筋弛緩法は体の各部位に順番に力を入れてもらい，続けて脱力をしてもらいます．人は「さあ，体の力を抜いてみてください」と言われてもすぐに脱力できないことも多いのです．特に慢性的な緊張が日常になっている患者にとっては，脱力した状態がどのような状態かわからなくなっていることも少なくありません．そのため，一度力を入れてもらってから脱力してもらうわけです．オリジナルの筋弛緩法はさまざまな体の部位でこの過程を行うわけですが，筆者はおもに呼吸に関わる肩の3つの筋弛緩法を中心に指導しています(図1)．

認知行動療法

呼吸困難の持続には，思考，行動，感情，身体感覚という4つの因子が相互に関連し，悪循環を形成していると捉えることができます(図2)．それぞれの因子にアプローチして，その悪循環を解消し，好循環(図3)に移行させ

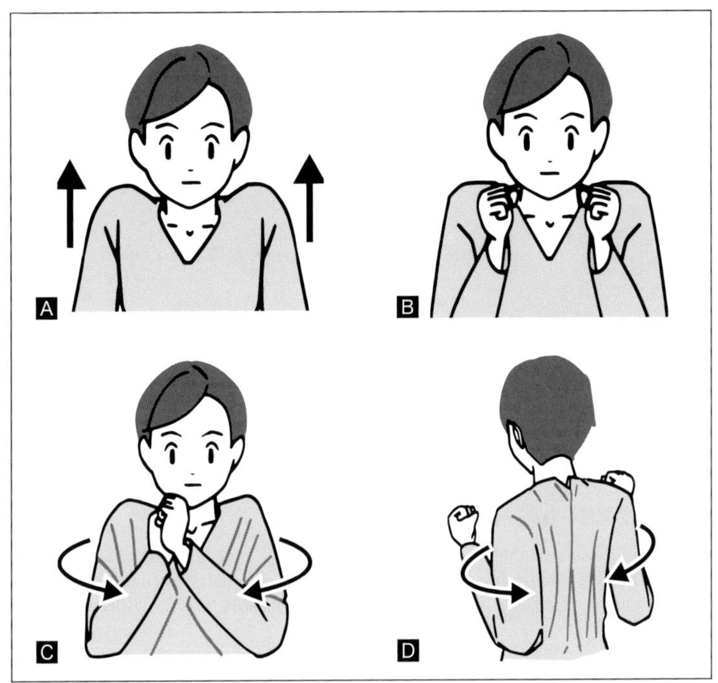

図1　筋弛緩法

①両肩を上げ，すくめるように5秒間力を入れ(A)，続いて両肩をおろして15秒間ゆるめます．この練習を2回繰り返します．
②両肩を上げ，腕を肘から曲げ，こぶしを握り(B)，両肩から胸を狭めるように5秒間力を入れ(C)，続いて腕をだらんとおろして15秒間ゆるめます．この練習を2回繰り返します．
③両肩を上げ，腕を肘から曲げ，こぶしを握り(B)，両肩をそらせて腕を広げ，肩甲骨と肩甲骨の間を狭めるように5秒間力を入れ(D)，続いて腕をだらんとおろして15秒間ゆるめます．この練習を2回繰り返します．

ていくためのパッケージ治療が認知行動療法になります．それぞれの因子に対するアプローチ方法については表1をご覧ください．このような複数のアプローチを単独の医療者が行うことは困難ですので，**自身の施設で行えそうなアプローチ方法を選択して，せめてそこだけでも行っていく**という考え方でよいと思います．呼吸法や行動活性化・行動計画については呼吸リハビリテーションで大部分カバーできるので，可能ならリハビリテーション部門に依頼をしてみましょう．認知再構成法の例については表2に示します．このような表を，最初は患者と医療者で話し合いながら実際に記入して埋めてい

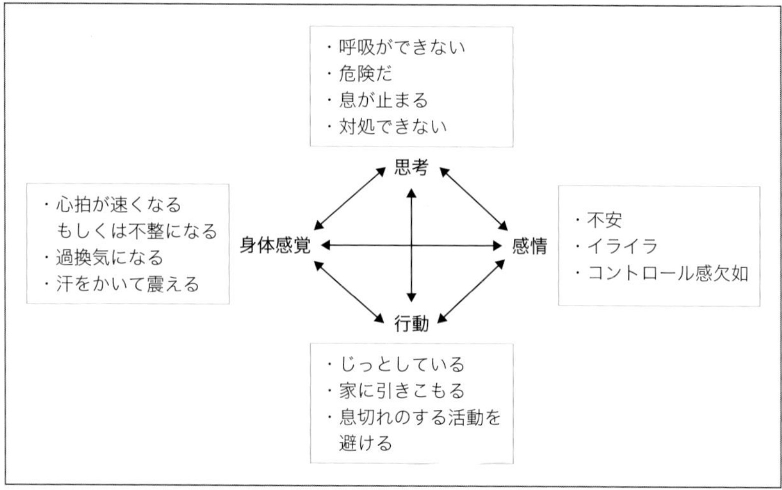

図2　認知モデル―負の連鎖

（Bove DG et al：Efficacy of a minimal home-based psychoeducative intervention versus usual care for managing anxiety and dyspnoea in patients with severe chronic obstructive pulmonary disease：a randomised controlled trial protocol. BMJ Open **5**：e008031, 2015より引用）

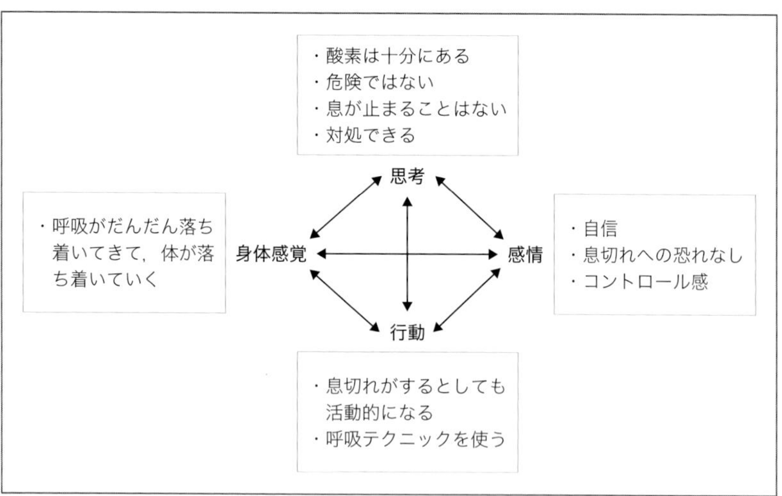

図3　認知モデル―正の連鎖

（Bove DG et al：Efficacy of a minimal home-based psychoeducative intervention versus usual care for managing anxiety and dyspnoea in patients with severe chronic obstructive pulmonary disease：a randomised controlled trial protocol. BMJ Open **5**：e008031, 2015より引用）

表1　認知行動療法の概要

ターゲットとなる因子	アプローチ方法
思考	認知再構成法
行動	行動活性化・行動計画
感情	リラクセーション法(漸進的筋弛緩法，自律訓練法など)
身体感覚	呼吸法(口すぼめ呼吸，腹式呼吸)

表2　認知再構成法の例

状況(そのときの状況)	トイレに行こうとしたら息苦しくなって，動けなくなった
気分(そのときの気分・感情)	不安(80%)
自動思考(そのときに浮かんだ考え)	・呼吸ができなくなる ・もう自分ではどうしようもできない
根拠(自動思考を裏づける事実)	最近，ちょっとした動作でも息切れが強くなっている
反証(自動思考と矛盾する事実)	同じ動作をしてもそれほど息苦しくないときもある
適応的思考(バランスのよい別の考え)	リハビリの先生が言うように，ゆっくりとした動作を心がければ大丈夫かもしれない
今の気分(考えを変えたあとの気分)	不安(40%)

く練習をしますが，慣れてくると患者は自分一人でそれまでとは異なる物事の受け止め方ができるようになってきます．

マインドフルネス

マインドフルネスとは，「今この瞬間の体験に意図的に意識を向け，評価判断せずに，注意を向けることによって得られる気づき」と定義されています．以下にあげる瞑想技法などを通して，今この瞬間の身体感覚・思考・感情などに気づき，それらへのとらわれがなくなり，あるがままに受容することで，悪循環が改善されることが期待されます．たとえば，患者は呼吸困難を感じたときに「この息苦しさがずっと続くのか」とこれからのことを心配して不安になることがよくあります．つまり，現在実際に体験している呼吸困難にこのような心配や不安が付加されることで，その呼吸困難はより強く，

表3　マインドフルネスを身につけるためのプラクティスの例

ボディスキャン	約30分間，仰臥位もしくは座位で，目を閉じ，足先から頭まで順番に身体感覚に注意を向けて観察を行う
歩く瞑想	歩くことの感覚に集中して適度な速さで歩く．動きに伴う身体感覚・思考・感情，およびその関連への気づきを得ることができる
マインドフルネス呼吸エクササイズ	椅子に座り，両足を地面につけて，手のひらを膝の上に置き，目を閉じ，体と椅子や地面が接している部分の体の感覚，呼吸器に意識を向ける．呼吸困難がある場合は鼻から4秒かけて息を吸い，口をすぼめて口から8秒以上かけて息を吐く．終了するときは目を開け，エクササイズ前と比べて今自分がどのように感じているかに気づくための時間をとる

大きくなります．そのようなときにマインドフルネスを実践していると，それらをただの思考や感情として受け止めることができるようになります．そうすると，その後続いて起こっていたかもしれない「もうどうしようもない」「もうだめだ」といった思考や，不安・抑うつといった感情，呼吸困難・動悸といった身体症状の悪化を防ぐことができるようになります．マインドフルネスを身につけるためのプラクティスの例を表3に示します．

私のプラクティス

～呼吸リハビリテーションのススメ～

呼吸困難の患者には呼吸リハビリテーションが有効です．呼吸リハビリテーションはただ体を動かす，呼吸の方法を身につけてもらうだけではなく，まさに心理療法そのものであると筆者は考えています．リハビリテーションに関わるスタッフは患者の呼吸困難のつらさに丁寧に向き合い共感し，体に触れながらしっかりとした信頼関係を築いてくれます．その上で，患者のペースに合わせて呼吸法の指導をするとともに，患者の努力を賞賛し，過剰に制限していた活動量を少しずつ増やしていきます．図2に示した悪循環を見てもらうと，この悪循環を構成する因子に呼吸リハビリテーションが有効であることがわかるかと思います．重度の呼吸困難を有する患者には，年に1～2回ほど，約2週間の呼吸リハビリテーション入院をしてもらうこともあります．

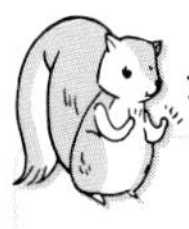

さらにレベルアップしたい人のために

～病態仮説を立ててみよう～

呼吸困難の悪循環を図2で示しましたが，実際の患者ではもう少し個別性の高い悪循環が形成されていることも多いです．そのような悪循環を詳しく整理するのに「病態仮説」の構築が有用です．図4にその例をあげます．患者から得た情報を元に，どのような因子が関わって現在の呼吸困難が持続しているのかの仮説を立てます．仮説と言っているのは，あくまで医療者が作り出した仮説に過ぎないからです．また，治療が進んだり，病状が変化すればこの仮説も変化してきます．ですので，医療者自身が自分の立てた仮説にこだわらず柔軟に仮説を変更していくことが必要です．この仮説を元に，どの因子へのアプローチが最も有効か，どの因子なら患者にアプローチさせてもらえるかについて検討をします．たとえば，身体的病状が重篤であれば，活動量や活動範囲を増やしてもらうというアプローチは難しいかもしれませんが，症状のことばかり考えてしまう「注意固着」に対しては，訪室したときに病気のこと以外の話題について話をするといった対応が考えられると思います．

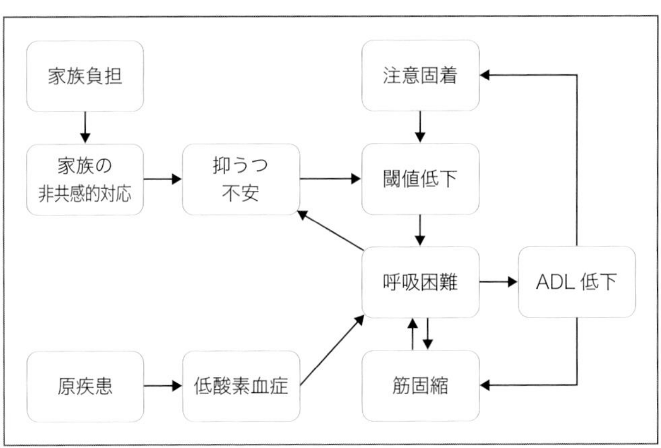

図4　病態仮説の例

文献

1) 日本緩和医療学会 緩和医療ガイドライン委員会(編)：がん患者の呼吸器症状の緩和に関するガイドライン(2016年版)，金原出版，東京，2016
▷ がん患者の呼吸困難に対する精神療法・リラクセーション法についての記載があります．

2) 日本呼吸器学会・日本呼吸ケア・リハビリテーション学会合同 非がん性呼吸器疾患緩和ケア指針作成委員会(編)：非がん性呼吸器疾患緩和ケア指針2021，メディカルレビュー社，東京，2021［https://www.jrs.or.jp/publication/file/np2021.pdf］(2023年4月24日閲覧)
▷ 非がん性呼吸器疾患の呼吸困難に対する心理療法についての記載があります．

3) 五十嵐透子：リラクセーション法の理論と実際 ヘルスケア・ワーカーのための行動療法入門，第2版，医歯薬出版，東京，2015
▷ 臨床で活用しやすいリラクセーション法の根拠と具体的な手順を解説した入門書です．

4) J.カバットジン(著)，春木　豊ほか(編訳)：4枚組のCDで実践するマインドフルネス瞑想ガイド，北大路書房，京都，2013
▷ まずは自分でマインドフルネスを体験したい，という方にお勧めの入門書です．

5) Liang NC et al：Mindfulness for Those with COPD, Asthma, Lung Cancer, and Lung Transplantation. Am J Respir Crit Care Med **202**：P11-P12, 2020
▷ マインドフルネス呼吸エクササイズの詳しい内容を紹介してくれています．

6) 山田宇以(編)：特集 明日から実践！心療内科アプローチ．レジデント **10**：12-19, 2017
▷ 病態仮説の構築について詳しい解説が載っています．

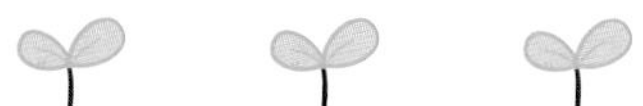

C. 非薬物療法

3. その他の非薬物療法と日常の工夫

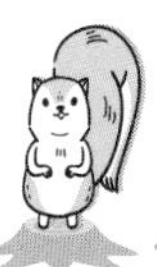

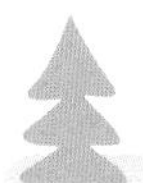

これで脱・初心者！
つまずきやすいポイント

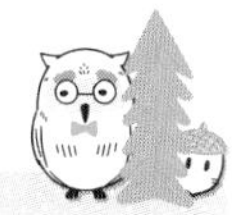

1. 呼吸器症状に有効な非薬物療法を知っておきましょう．特に送風は副作用なく気軽に取り入れられる方法です．
2. 息切れに配慮した環境を整備しましょう．室内の環境や日常生活の過ごし方のちょっとした工夫で，暮らしが楽になります．
3. 便秘や食欲不振も，呼吸困難と関連していることに気づきましょう．呼吸器症状があることで，こういったほかの症状も出やすくなるのです．

1 呼吸器症状に有効な非薬物療法を知っておく

非薬物療法を学ぶ機会はあまりないかと思いますが，たとえば送風(ファン療法)，鍼治療などがあります[1)](表1)．これらは何となく行われているのではなく，エビデンスも徐々に増えてきています．また，薬物療法のように心理的な抵抗や副作用もみられにくいため，患者や家族にも喜ばれやすいのです．**患者や家族が主体的に行うことができる**というのも大きな利点です．

2 息切れに配慮して環境を整備する

呼吸器症状のある患者は，一日の大半を同じ室内で過ごすことになります．

表1　非薬物療法や環境整備の例

非薬物療法	・送風(卓上扇風機，うちわ) ・鍼治療 ・神経筋電気刺激	・アロマセラピー ・音楽療法
栄養療法	・咀嚼しやすく，のど越しのよいものを選ぶ	・脂質を多くとる ・分割食にする
環境整備	・こまめに換気する ・室温を低めに設定する ・喫煙，香水などの刺激を避ける ・すぐに使いたいものは手の届くところに置く(吸入薬，ナースコール，エアコンのリモコンなど)	・畳ではなく椅子で生活する(特に食事時) ・頭より高いところに物を置かない ・玄関，階段，風呂場には手すりをつける
動作の工夫	・上肢をクッションで支える ・洗髪や着替えでは呼吸を意識する	・前開きの衣類を選ぶ ・食器や洗面用具は軽いものにする
呼吸器症状以外の緩和	・排便管理，食欲不振への対応 ・排尿障害や尿失禁への気づき	・口渇感，脱水の予防
会話の工夫	・短い返答で済む聞き方をする	・手や表情で知らせてもらう

室内の温度や湿度が快適であることは重要です．また，息切れをきたしやすい動きを知り，こうした動きをなるべく回避できるような**物の配置や動作の工夫**ができると，さらに暮らしが楽になります．理学療法士や作業療法士とも相談しましょう．

3 便秘や食欲不振も，呼吸困難と関連していることに気づく

呼吸器症状がある患者では，息切れや咳嗽に対処するのに精いっぱいになり，排便や食事についての対応を軽視しがちです．しかし，呼吸困難や薬物療法に伴い，こういった他の症状も出やすくなるのです．労作時呼吸困難のためトイレに間に合わない，あるいは頻尿や尿失禁を恐れて飲水を我慢するという方も多いです．呼吸困難の文脈のなかでこうした症状に対処するには方法も異なってくるので，考えを整理しておきましょう．

非薬物療法

▶送　風

送風は，呼吸困難を和らげる方法のうち最も簡単で，どこででもできる方法ともいえるでしょう．気休めのように感じるかもしれませんが，実際にエビデンスもあるのです[2)]．**手持ち扇風機で顔面に冷風を当てることで呼吸困難が軽減**されることが，メタアナリシスでも証明されています．また，同じ方法で咳嗽が軽減することも報告されています[3)]．

最近では百円均一ショップでも手持ち扇風機が容易に手に入るようになったほか，据え置きの扇風機も小型のものが増えており，入院中などでも家族に依頼し，持参してもらいやすくなっています．また，送風の効果をお話しして，うちわや扇子を用いて家族にあおいでもらうのも，患者との良いコミュニケーションになるように感じます．病院へ面会に来られた方は特に，手持無沙汰なものです．ベッドサイドにあるファイルなどでもいいので，あおぐことをお願いすると，「自分にもできることがある」と感じてもらえて，喜ばれることがあります．

Dr森田より

送風が呼吸困難に効くメカニズムとして，物理的な三叉神経への風の刺激が有効なのか，顔の温度が下がることが有効なのかという論点があります．後者なら顔を冷やすのも有効かもしれないですね．

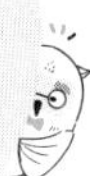

Column

送風療法の実践〜英国のホスピスでは〜

筆者は英国のホスピス4ヵ所で実習をしてきましたが，英国のホスピスでは，死亡直前期にも酸素投与はほとんどなされていません．その代わり，冬でも窓がよく開けられており，中庭から心地よい風が吹いてきます．患者には1人1台，卓上扇風機が与えられ，皆が思い思いに使っています．希望する方には手持ちの扇風機が貸し出されることもあります．まさに送風の実践ですね．

▶ 鍼治療

鍼治療は西洋医学の文脈ではあまりなじみがないかもしれませんが，近年，呼吸困難や嚥下障害の改善効果も多く報告されています[4]．呼吸困難を改善する機序としては，鍼刺激により内因性オピオイドが賦活されることや，筋緊張を緩和して筋血流を増加させることで筋疲労の回復を促進することなどが関わっているようです．特にCOPDでは，シャム治療(対象群に対するプラセボとしての偽治療)とのランダム化比較試験で日常の呼吸困難が有意に軽減することが認められています．このほか，運動耐用能やQOLの改善，抗炎症効果，栄養の改善効果なども示されてきています．病院での診療とともに提供することは難しく，また合併症として気胸に注意は必要ですが，なかなか症状が緩和せず困っている患者には提案できるとよいかもしれません．

▶ 栄養療法

呼吸器疾患では，**頻呼吸や努力呼吸のために消耗性に栄養状態が悪化**します．COPDをはじめ，多くの慢性疾患は進行してくるとサルコペニアを併発し，動きづらくなり，さらに筋力が低下して衰弱する，という悪循環に陥りやすくなります．また**息切れに伴い，咀嚼や嚥下が難しくなる**ことも，栄養障害の一因です．そこで，栄養状態への介入が重要になります．ただし，たくさん食べればよいというわけではありません．COPDなどでは逆流性食道炎をしばしば合併するほか，腹部膨満によりさらに息苦しく感じるためです．

特に治療期には，管理栄養士による栄養指導を定期的に行うと有用です．必要栄養量を計算し，リハビリテーション前に補助栄養剤をとる，あるいは食間におやつを食べるなどして，分割食とするのが有効です．呼吸器疾患では二酸化炭素を排出する機能が低下しているため，栄養摂取時に発生する二酸化炭素が貯留しやすくなります．そこで，二酸化炭素を発生しにくい栄養分をとり，肺の仕事の負担を軽減するため，糖質より脂質をとることが推奨されています．

緩和期には，カロリーを充足するために食事摂取を求めることはかえって患者の負担にもなりますが，なるべく経口摂取が続けられるように検討します．呼吸困難や体力低下に伴い暮らしに制限が増えていくなかで，食べることは患者にとっての喜びであり，家族と共有できる活動でもあるのです．たとえば口渇や息切れによる咀嚼困難に対応し，やわらかめの食事を提案したり，のど越しのよいプリンやスープ類，アイスクリームなどを活用するとよいでしょう．**服薬時に水ではなく栄養補助剤やジュースを用いる**と，負担なく栄養を摂取できます．

その他の非薬物療法

神経筋電気刺激，アロマセラピー，音楽療法なども，呼吸器症状を緩和する方法として知られるようになってきています．また，ストレスマネジメントも注目されています．院内の専門看護師や心理職のほか，地域で活躍するこれらの専門家を知っておくと，合いそうな患者がいたときにスムーズに紹介できます．興味がある方は勉強してみてください．

日常生活の工夫

環境整備

呼吸困難が強いときは，室内の環境などほんの少しのことも，つらい症状を増幅します．逆に環境を整えることで症状緩和につながりますので，ぜひ心がけてみてください．部屋は十分に換気し，室温は低めに設定すると呼吸が楽に感じやすくなります(我々が少し寒いと感じるぐらいが有効です)．湿度は高すぎず，また一定していると心地よく感じます．喫煙や香水など，咳嗽の誘因となるような刺激や，過度な音や光は避けます．ベッド周囲のカーテンなど圧迫感がある場合は開けることを提案します．さらに，自宅で生活する場合には表2[5)]のような工夫を取り入れると，生活しやすくなります．

動作の工夫

呼吸器症状のある患者にとって，日常的に何気なく行っている動作の方法は，少し工夫するだけでぐっと楽に行えたりします．たとえば**上肢の重みや不安定さ**で息切れが増すため，歯磨きや食事の際には肘を机やクッションに委ねると，疲労感が出にくくなります．また，**上肢を肩より上に上げる動作**は胸郭が動きづらくなりさらに息切れを悪化させるため，洗髪や着替え，頭上の物をとる動作は注意して行います．事前に息を整えてから，呼吸を止めずにゆっくり取り組み，合間で適宜休憩をとるようにします．Tシャツやトレーナーなど頭からかぶる衣類より，前開きのシャツを選ぶと着替えやすく

表2　息切れに合わせた住まいの工夫

玄関	・玄関はつまずかないようにバリアフリーに ・靴を履くときに椅子があると楽
リビング	・椅子生活のほうが息切れは楽
寝室	・吸入器は手の届く所に置く ・換気や湿度調節のできるエアコンを活用する ・着替えのための椅子を置く．着替える衣類はベッドや台の上に置く ・冬は加湿器で湿度調節 ・布団の上げ下ろしは息切れの原因になる
ダイニング	・テーブルは高すぎないように ・食事は椅子に座ってする
和室	・体を折り曲げる動作や立ち上がりの動作が多くなる畳の生活は，息切れの原因になる
台所	・よく使う食器や調味料は腕を高く上げなくても届く位置に置く ・椅子を置いて休みながらの調理が楽
洗面所	・椅子に座ると洗面が楽．入浴後も活用
浴室	・座面の高いシャワーチェアを使う ・湯気で息苦しくなるときは換気をする ・浴槽に手すりをつけると，またぐのが楽
トイレ	・トイレにも手すりをつける ・和式便器は腹部を圧迫し，立ち上がるのも大変なので洋式にする
階段	・手すりをつける
その他	・換気はこまめにする ・つまずかないよう，部屋の出入り口は段差をなくす ・出入り口は引き戸が便利

〔福地義之助ほか(監)：呼吸を楽にして健康増進，照林社，東京，p116，2011を参考に作成〕

なります(締め付けすぎず，ゆったりとしたものがお勧めです)．日常生活で使うものは**手の届きやすい範囲に配置する**，食器や洗面用具など日常的に使うものは**なるべく軽いものを選ぶ**，といった視点も重要です．病棟ではナースコールや荷物をとる際に息切れが悪化しないか配慮しましょう．入浴や食事ができなくなってきた患者を見たときに，こうした動作の工夫で改善する可能性を思いつけるとよいですね．理学療法士や作業療法士と相談しましょう．特に自宅を訪問してもらうと，実際の動線を考えてより具体的な対策を検討できたり，疲労が出にくくなるような椅子の高さや配置を再考できたりと，大変有用です．

▶ 排便管理

呼吸器症状が進行すると水面下で患者が苦しみやすい症状として，排便困難があります．排便で前かがみになると息苦しく感じやすく，また息切れや咳嗽があると，力むことが難しくなります．さらに，咳嗽や呼吸困難に対してオピオイドを使用していると，これらの副作用としての便秘も加わります．ただし，息切れがあるとトイレに行くにも時間がかかるため，失禁を恐れ，強い下剤の使用は拒まれることが多いです．**排便困難に早くから気づき**，服薬のタイミングや坐薬の活用，腹部のストレッチやマッサージなど非薬物療法も検討できるとよいでしょう．

▶ 診察時の配慮

呼吸器症状が強い患者では，話しているとさらに症状が悪化します．そこで，**患者が長く話さなくて済むように**，こちらから「うなずいたり首を横に振ったりして教えてください」「手で知らせてください」とお願いすることで，会話にも工夫ができます．また，前かがみになる動作は息切れを悪化させやすいため，診察や移乗時に**靴を脱ぐときには足を反対の膝の上にのせる**よう提案するか，介助をしましょう．

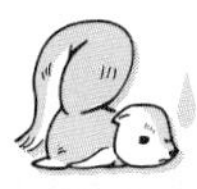

私の失敗談

～布団をかけられると苦しい～

筆者が研修医になりたての頃のことです．COPDの増悪で入院中の患者の診察で訪室するたびに，良かれと思って布団を肩までかけていました．しばらくしてついに，「苦しいからそのままにしておいてほしい」と言われ，恥ずかしくなりました．送風療法の逆で，体を覆うことで，苦しさを増してしまっていたのでしょう．ずしりと重い布団を肩までかけられて，重苦しく，閉塞感を与えていたかもしれません．診察時に呼吸音を聞くだけでなく，どのような姿勢をとっているか，服装はどうか，布団はどうしていることが多いか，部屋を観察することで得られる情報はたくさんあります．是正しようとする前に一度，なぜそうなっているのかを考えてみることを教えてもらいました．看護師に相談し，布団より軽いものがよいかもしれないとタオルケットをお渡しすると，たいそう喜ばれました．

文献

1）日本呼吸器学会・日本呼吸ケア・リハビリテーション学会合同 非がん性呼吸器疾患緩和ケア指針2021作成委員会(編)：非がん性呼吸器疾患緩和ケア指針2021，メディカルレビュー社，東京，2021
▷ 呼吸器症状に対する送風や鍼治療のエビデンスがまとめられています．

2）Swan F et al：Airflow relieves chronic breathlessness in people with advanced disease：An exploratory systematic review and meta-analyses. Palliat Med **33**：618-690, 2019
▷ 慢性的な呼吸困難に対する送風の効果を分析したメタアナリシスです．

3）Sutherland AE et al：Fan therapy for cough：case report and literature review. BMJ Support Palliat Care **12**：457-459, 2020
▷ 送風が咳嗽を改善する効果に関する症例報告と文献レビューです．

4）von Trott P et al：Acupuncture for Breathlessness in Advanced Diseases：A Systematic Review and Meta-analysis. J Pain Symptom Manage **59**：327-338.e3.2020
▷ 進行疾患における呼吸困難に対する鍼治療の効果に関するレビューです．

5）福地義之助ほか(監)：呼吸を楽にして健康増進，照林社，東京，2011
▷ 呼吸困難と付き合う方法が患者にもわかりやすくまとめられています．

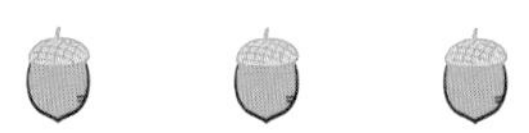

D. 胸水に対する治療

1. 胸水穿刺・胸膜癒着術

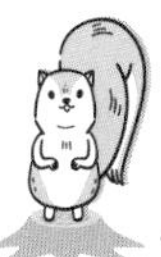

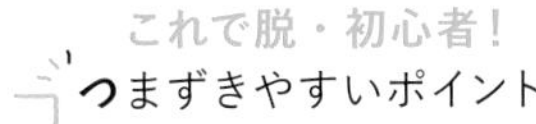

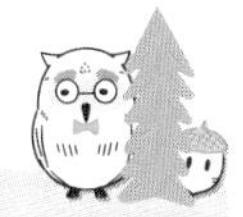

1. がん患者の胸水の原因は悪性胸水だけではありません．原因によって対処法が異なるため，まずは診断をつけましょう．
2. 胸水が呼吸困難の主たる原因とは限りません．胸水は少量あるいは慢性的であれば症状をきたさないこともあります．ほかに原因がないか検討しましょう．
3. 胸水は計画的に抜きましょう．症状緩和のためにとりあえず抜くだけではなく，その後の診断や処置を想定して，抜くタイミングや量を計画しましょう．

1 がん患者の胸水貯留の原因は悪性胸水だけではない

がん患者では，悪性胸水以外でも胸水が貯留することがあります．たとえば，腫瘍による閉塞性肺炎や，結核性胸膜炎が原因になることもあります．緩和ケアで診療に当たるとき，症状を緩和することにばかり意識が行ってしまい，原因を追究できていないことがあります．原因により治療や予後予測は変わってきます．また，のちに胸膜癒着術などを検討する際にも，悪性胸水かどうかという情報が必要になります．**胸水を見たら，まずはその原因を考えましょう．**

2 胸水が呼吸困難の主たる原因とは限らない

胸水は少量あるいは慢性経過であれば症状をきたさないことも多いです．また，長期的に胸水が貯留すると健側肺への血流が多くなるため，いったん出現した呼吸困難が改善してきます．ですので，**呼吸困難の原因が胸水以外にもないか**，検討しましょう．がん患者では，たとえば腫瘍やリンパ節による中枢気道の圧排，気道内腔の腫瘍や分泌物に伴う無気肺，閉塞性肺炎，がん性リンパ管症，薬剤性肺炎，放射線肺炎，心のう液などが原因になります．そのほか，併存症や低栄養状態に伴う肺うっ血，COPD増悪，頻度は低いですが薬剤アレルギーに伴うアナフィラキシーが原因になることもあります．呼吸困難の原因が胸水かどうか，落ち着いて考えましょう．

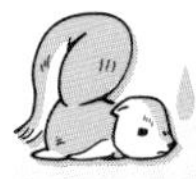

私の失敗談

〜呼吸困難の原因は心のう液！？〜

ある肺がん患者の呼吸困難が強いので，胸水穿刺を一緒にしてほしいと後輩に相談されました．X線で見ると確かに左胸水が貯留しており，患者はとても苦しそうにしています．一緒にエコーを当てながら，「ここが一番，穿刺しやすそうです」と後輩が見つけてくれたのは，ずいぶんと前胸部の位置でした．何かおかしいね，と二人で考えて気づいたのが，それは心のう液だったのです．なるほどX線を見返すと顕著な心拡大があり，脈圧の低下やうっ血性とみられる肝障害も出ています．胸水穿刺は行わず，心のう穿刺について循環器内科医に相談することとしました．

胸水があるからといって，呼吸困難の原因が胸水とは限らないことを思い知らされました．心のう液は，急速に貯留した場合は少量でも強い苦痛を生じるほか，心タンポナーデによる急変の原因にもなります．以来，胸水の診療時には，心のう液の貯留も合併していないか確認するようにしています．

また，他者から相談されると，相手の解釈に影響を受けてしまいます．信頼する同僚であればなおさらです．病歴や現状の解釈を聞くのはもちろんのこと，自身でももう一度カルテや画像を新鮮な気持ちで見直す姿勢の大切さを改めて感じました．

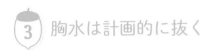

3 胸水は計画的に抜く

胸水が原因で息苦しくなっている患者を見ると，すぐに抜いて楽にしてあげたくなります．しかし，多量に抜いて再膨張性肺水腫を合併してしまい，かえって苦しませるかもしれません．あるいは，控えめにした結果，あとで再び苦しくなるかもしれません．胸水を破棄したあとに「せっかく抜いたなら検査に出しておけばよかった」と後悔することもあります．また，抜きすぎたことで胸腔鏡やドレナージチューブ留置，胸膜癒着術が遅れてしまうこともあります．**いつどの程度の胸水を抜くのがよさそうか，その後の検査や治療の予定も含めて，関わるほかの医師とも相談**しましょう[1)]．

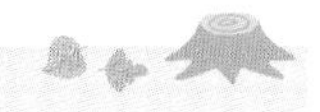

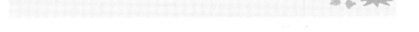

胸水の原因を突き止める

▶ がんに伴うもの

がん患者で多いのは，胸膜播種に伴う悪性胸水です．そのほか，腫瘍による閉塞性肺炎などの炎症性変化に随伴して貯留する胸水も考えられます．また，腫瘍による無気肺や，肺切除術を行ったあと，肺野への照射後などは，空いたスペースを埋めるがごとく胸水が貯留してきます．がんによる肺塞栓や上大静脈症候群，低蛋白血症に伴って貯留することもあります．

▶ がん治療に伴うもの

時に，がん治療が胸水貯留に拍車をかけることがあります．たとえば肺がんの治療でよく使われるシスプラチンやドセタキセル，ペメトレキセドは，体液貯留をきたしやすい抗がん薬です．また心毒性の強い抗がん薬を使用中には，心不全に伴い胸水が貯留することもあります．さらに，がんや治療に伴う免疫力の低下により，結核性胸膜炎を含む感染性胸膜炎や膿胸を併発することにも時々遭遇します．

▶ がんと関連しないもの

胸水の一般的な原因として，心不全や肝腎疾患，婦人科疾患，膠原病類縁疾患，甲状腺機能低下症などがあげられます．これらはがん患者にも起こりえます．経過ががんと合致しない場合や，胸水検査で悪性細胞が検出されない場合には，こうした疾患も念頭に鑑別を考えてみましょう．特に結核性胸膜炎は緩徐に進行して鑑別に苦慮するため，安易に除外はできません．

胸水穿刺

▶ 排液量の考え方

胸水が多量に貯留しているときは，検査と症状緩和を兼ねて穿刺をします．胸水が滲出性か漏出性かで診断に近づけるほか，細胞診を提出すれば1回目で6割以上，2回目で7割以上は悪性胸水かどうかの診断がつくとされています．細胞診は，300 mLほどのまとまった量で提出してセルブロックの作成を依頼すると診断しやすくなります．また，結核や膿胸などの感染性胸膜炎の可能性を考えてアデノシンアミナーゼ(ADA)や抗酸菌塗抹や培養，結核菌PCR，一般細菌検査も一度は出しておくことをお勧めします．

多量に排液すれば再膨張性肺水腫のリスクが高まるほか，肺の拡張も得られにくくなるため，一度の排液量は1,000〜1,500 mL以内とします[2)]．徒手的に陰圧をかけて胸水を引いても，自然滴下でも，合併症率は変わらないことがわかっていますが[3)]，特に**多めに排液する場合には，なるべく緩徐に**行います．

ただし，無気肺など肺の容量減少に伴い空いたスペースに貯留してきた胸水については，穿刺排液をしても呼吸困難の改善につながらないどころか，気胸などの合併症を起こしやすくなります．これは画像上，胸水周囲にむしろ収縮性変化を伴うことや，穿刺時に陰圧が強く自然滴下できないことなども判断材料になります．この場合は無理に排液しようとせず，検査に必要な量程度で終了することも検討します．

Dr森田より

それほど胸水が貯まっていないときに「抜けば改善するかどうか」は，「抜いてみないとわからない」ときがあります(腹水も同じ)．もともと予備力があまりない人だと，少し抜けただけで楽になることもあるので，試みてもよいでしょう．

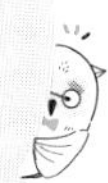

▶ 漏出性胸水のとき

通常，「漏出性胸水は排液せず内科的治療を行う」というのが一般的です．利尿薬の調整など内科的管理が前提ではありますが，**症状が強い場合は，取り急ぎ穿刺排液することも妥当な選択肢**です．短期的な症状緩和を目指して1L程度抜いてみる，あるいは連日穿刺することもあります．時に，抜き切ると貯留しにくくなることも経験します．「漏出性だから」と凝り固まる必要はないように思います．

▶ 1回の穿刺で改善しないとき

胸水を1Lほど排液して，X線上は肺がある程度拡張したにもかかわらず呼吸困難が改善しない場合には，ほかの原因も考慮します．穿刺後に症状が改善したものの，胸水が再度貯留して呼吸困難が強くなる場合には，繰り返し穿刺排液を行います．がんの診断初期などは，連日の穿刺(またはドレーン留置)を通じて，なるべく胸水をいったん抜き切って肺をしっかり広げることが推奨されます．これが遅れ，のちに無気肺が改善せず，息切れや閉塞性肺炎が慢性化してしまう症例によく遭遇します．

胸膜癒着術

▶ 胸膜癒着術を検討する基準

胸水による症状が強く，頻繁な穿刺が必要になると，穿刺による合併症リスクや栄養状態，QOLの悪化も懸念されます．原疾患の治療強化ですぐに改善することが期待できない場合は，胸水貯留を軽減する方法として胸膜癒着術を検討します．これは，胸腔内に癒着剤を投与して胸膜炎を起こさせるなどして臓側胸膜と壁側胸膜を癒着させ，胸水が貯留しないようにする方法です．成功すると，頻繁な穿刺も必要なくなり，呼吸困難をきたしにくくな

Column

～なるべく痛みなく穿刺するために～

せっかく症状を楽にしようとしているのに，穿刺時の痛みで患者を怖がらせてしまうことがあります．局所麻酔を注入する際は，皮下に膨疹をつくる工程が特に痛みを伴います．筆者は針を胸壁に垂直に挿入し，まずごく浅い段階で麻酔を注入してから，徐々に皮下へ進めています．また，処置前にリドカイン液を穿刺部に塗布することで鎮痛効果が有意に改善することがRCTで示されています[4]．さらに，リドカインの局所注射とリドカイン・プリロカインクリームの塗布の鎮痛効果を見たRCTでは，鎮痛効果に有意差は認めなかったことが示されています[5]．また，処置時にこちらが緊張していると患者に容易に伝わります．慣れている看護師や上級医に同席してもらうなどして，声がけや温かい環境づくりも心がけましょう．

る，画期的な方法です．胸水以外では，難治性気胸で手術ができない症例などで行うこともあります．

胸膜癒着術を検討する基準は患者の希望や予後にもよりますが，週1回以上の穿刺が継続的に必要な場合に考慮することが多いです．筆者が以前所属していた病院での考え方もご参照ください(図1)[2]．一般的には固形がんによる悪性胸水が対象になります．たとえばリンパ腫などではステロイドの全身投与が胸水のコントロールに有用な可能性があるため，胸膜癒着術よりもステロイドを先行しています．また，心不全や肝不全に伴う漏出性胸水では(最終手段として行うことはありますが)使える薬剤も限定され，成功率は低く，あまり推奨されません．

なお，胸水をいったんすべて抜き切るだけでも再貯留しにくくなることもあるため，胸膜癒着術を行わないにしても，ドレナージチューブ留置は1つの選択肢です．

▶ 胸膜癒着術を検討するときに気を付ける点

胸膜癒着術は，課題も多い処置です．胸腔ドレナージチューブの留置を要するため，処置に伴う合併症や痛み，行動制限を伴います．一般的には1日排液量が100 mL以下になった際に施術することとなっていますが，臨床的に

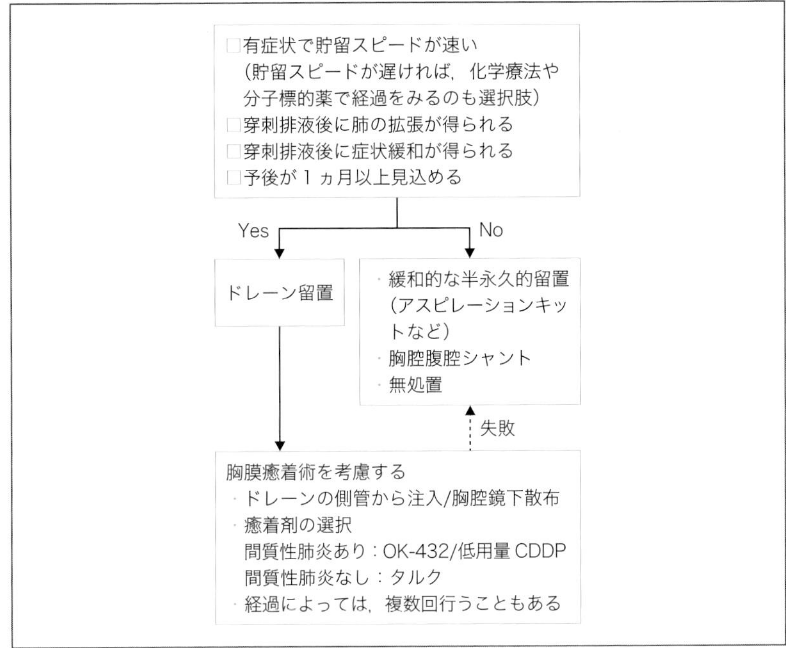

図1　肺がん悪性胸水へのアプローチ（飯塚病院呼吸器内科の場合）

OK-432：ピシバニール®，CDDP：シスプラチン
〔飯塚病院呼吸器内科（編）：流れがわかる！呼吸器診療の歩きかた，南山堂，東京，p325，2019より許諾を得て転載〕

は200mL/日程度までであれば行っています．ただ，胸水を排液しても肺が虚脱したままであれば癒着が期待できない上，肺の拡張が得られたとしても**成功率は50%をやや超える程度**であり，患者への説明は慎重に行います．また，処置後には高熱や胸膜痛が想定されます．ドレナージチューブ感染や癒着剤による高度な炎症で重症化したり，ドレナージチューブ留置に伴い廃用症候群が進むことや，退院ができないこともあります．予後が1ヵ月以内の患者や，体力が極度に低下している場合には基本的には行いません．**予後が3ヵ月以上期待でき，余力がある場合，患者・家族とリスクを共有の上検討します．**

▶ 胸膜癒着術の実際

胸腔ドレナージチューブを留置し，数日かけて胸水を抜き切ります．必要

表1　癒着剤の使い分け

癒着剤	対象	特徴
タルク (ユニタルク®)	悪性胸水(第一選択)	・成功率は高い ・ARDSや肺障害をきたしうる(全身状態不良例, 間質性肺炎例では控える)
OK-432 (ピシバニール®)	悪性胸水(タルクが使用しづらい場合), 気胸	・成功率はタルクに劣る ・発熱や胸膜痛が強い(全身状態不良例では控える) ・ARDSや肺障害をきたしうる(間質性肺炎例では控える) ・ベンジルペニシリンを含む(ペニシリンアレルギーには使用しない)
低用量CDDP (シスプラチン®)	悪性胸水(タルク, OK-432が使用しづらい場合)	・成功率はタルク, OK-432にやや劣る ・シスプラチンが胸壁から吸収され, 悪心・嘔吐や食欲不振, 腎障害をきたすこともある
50%ブドウ糖液	胸水(上記3剤が使いにくい場合), 難治性気胸	・成功率は低い(気胸には有効) ・胸膜痛を生じることがある ・浸透圧性に脱水になることがある(飲水励行または一時的な補液で予防する)
自己血	難治性気胸(OK-432が使用しづらい場合)	・発熱や胸膜痛は最も生じにくい ・50%ブドウ糖と併用することもある ・処置後の感染に注意する
ミノサイクリン (ミノマイシン®)	胸水, 気胸(他剤が使用できない場合)	・発熱や痛みの出現が多い (使用することはほとんどない)

ARDS：急性呼吸窮迫症候群

に応じて陰圧をかけて肺がしっかり拡張したことを確認し，癒着剤を注入します(表1). その際, OK-432や50%ブドウ糖液など胸膜痛が出現しやすい癒着剤を使用する場合は，事前に1%キシロカイン液20mLを注入して患者にゴロゴロと体位変換をしてもらってから癒着剤を注入しています. 癒着剤の注入後はドレナージチューブを胸壁近くでクランプし，癒着剤が胸腔内へ十分に行き渡るように，20〜30分ごとに体位変換を行います. ただし，ドレナージチューブ刺入部が下になる姿勢は痛みが出やすいため無理はしません. また体位変換時に鉗子が外れないよう患者や看護師にも伝え，十分注意します. 2時間程度を経てクランプを解除し，以後，流出液の量や性状に注意して観察します. 数日経過しても効果がない場合には，続いて別の癒着剤の使用も検討します.

私のプラクティス

～アスピレーションキットの活用～

衰弱しきった終末期の患者では，ドレナージチューブの挿入が憚られることもあります．体格が小さく，肋間も狭ければなおさらです．胸膜癒着術に用いるダブルルーメンのトロッカーカテーテルはかなり太いのです．こんなとき，アスピレーションキットは有用です．カテーテルの外径が8Frや12Frと細く，大きな傷をつくらなくても(中心静脈カテーテルを入れるような要領で)留置できます．三方活栓をつなげば，薬剤の注入もできます．ただし，細くて閉塞しやすいほか，特に8Frのものは短くて抜けやすいという問題があります．きちんと治療をするにはトロッカーカテーテルがお勧めです．

胸腔腹腔シャント術

胸膜癒着術を行っても胸水が改善しない場合や，施術できない場合，肝不全などに伴う漏出性胸水などで選択肢にあがります．横隔膜にポンプを設置して胸水を腹腔内へ流すことで，呼吸器症状を出にくくします．成功率は75%以上と良好です．手術に伴うリスクや，結果的に腹水が生じることにより腹部症状をきたす可能性もあるため，全身状態の良くない肺がんの患者ではあまり行いません．また，悪性胸水では腹膜播種の懸念もあります．症状や予後によっては外科医と相談してみてもよいでしょう．

植込み型胸腔ポート

難治性胸水に対して，局所麻酔下に胸腔ポート(図2)を植え込む方法が報告されています．また，中心静脈ポートを活用している施設もあるようです．アスピレーションキットや中心静脈カテーテルを長期留置することもありますが，これらよりも感染リスクや固定の面で優れていると想像されます．

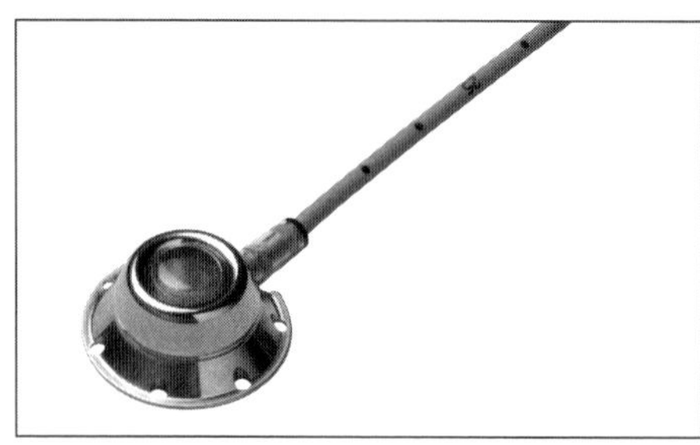

図2　BARDポート™-Ti皮下埋め込み型ポート
（株式会社メディコン提供）

Column

～胸水を見たら考えたい予後のこと～

悪性胸水を見ると，穿刺，胸膜癒着術などといった処置を行うかどうかに皆の意識が偏りがちです．患者や家族は「息切れが出たのでまた抜いてください」と訴えるのが習慣化し，我々もつい，その繰り返しに甘んじてしまいます．しかし，難治性の悪性胸水があることは予後の悪さに直結することを忘れてはいけません．悪性胸水を合併してからの死亡率は1ヵ月以内が54%，6ヵ月で84%，平均で4ヵ月とされます．悪性胸水を見たときには，残された時間が限られてきていることを本人や家族と共有し，過ごし方を考えるきっかけにもできるといいですね．

文献

1）緩和医療学会 緩和医療ガイドライン委員会（編）：がん患者の呼吸器症状の緩和に関するガイドライン（2016年版），金原出版，東京，2016
▷ がんに伴う呼吸器症状に関する推奨がまとめられています（悪性胸水の対応など）．

2）飯塚病院呼吸器内科（編）：流れがわかる！呼吸器診療の歩きかた，南山堂，東京，2019
▷ 胸水穿刺や胸膜癒着術のトラブルシューティングなどが書かれています．

3）Sagar AES et al：Complications following symptom-limited thoracentesis using suction. Eur Respir J **56**：1902356, 2020
▷ 吸引を用いた胸腔穿刺の安全性を確認したコホート研究です．

4）Patel BK et al：Comparison of Two Lidocaine Administration Techniques on Perceived Pain From Bedside Procedures：A Randomized Clinical Trial. Chest **154**：773-780, 2018
▷ 局所麻酔前にリドカイン液を皮膚に垂らすことで鎮痛効果が改善することを示したRCTです．

5）Halili H et al：Comparing the Effect of Lidocaine-Prilocaine Cream and Infiltrative Lidocaine on Overall Pain Perception During Thoracentesis and Abdominocentesis：A Randomized Clinical Trial. Anesth Pain Med **11**：e106275, 2020
▷ 胸腔・腹腔穿刺時におけるリドカインの局所注射とリドカイン・プリロカインクリームの塗布の鎮痛効果を見たRCT．鎮痛効果に有意差は認めませんでした．

第 3 章

病態に応じた症状緩和

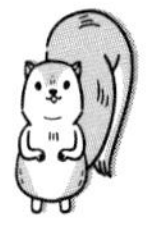

1. がん患者の呼吸器症状

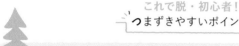

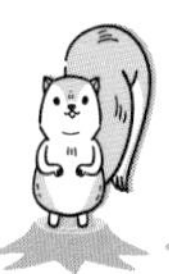

これで脱・初心者！
つまずきやすいポイント

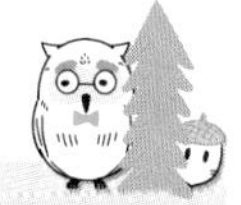

1. 「呼吸困難にはモルヒネ」だけではありません．原因によって外科的処置やステロイドなどを検討することもあります．
2. がんの症状のなかには緊急の対応を要するものもあります．「オンコロジー・エマージェンシー（腫瘍学的緊急症）」を知り，適切に対応できるようになりましょう．
3. がん患者のケアは，身体症状の緩和にとどまりません．身体症状が生活や予後に与える影響を考え，面談に生かしましょう．

1 「呼吸困難にはモルヒネ」だけではない

呼吸困難を緩和する代表的な薬剤はモルヒネです．しかし，症状の原因によっては手術やステント，放射線療法，ステロイドなどを検討することもあります．がんの診療でよく遭遇する呼吸器症状に対する，原因別の対応を知っておきましょう．

2 がんの症状のなかには緊急の対応を要するものもある

がんによる痛みや息切れは徐々に生じ，少しずつ薬剤調整を行う印象があるかもしれません．しかし，なかには**緊急で対応をしなければ命にかかわる（あるいはQOLを大幅に低下させうる）病態**もあります．これらは「オンコロジー・エマージェンシー（腫瘍学的緊急症）」とよばれています．呼吸器症状を生じるものにはどんなものがあるのかを知り，いざ遭遇したときに適切に対応できるようにしておきましょう．

3 がん患者のケアは，身体症状の緩和にとどまらない

がんに伴う身体症状は，ただ緩和すればよいのではありません．何らかの症状が出てきたということは，すなわち生活がまた変わり，そして予後がある程度想定されるということでもあります．そこまで予測でき，**患者や家族とその後の過ごし方を話し合ったり，前もっての社会調整**などが行えると安心です．

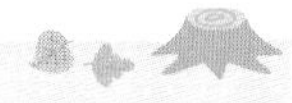

呼吸困難

がん患者に呼吸困難が生じる原因はさまざまです（表1）．原因に対する治療ができるとよいのですが，そうではないことも多いでしょう．**治療ができる場合にも，効果が出るには時間がかかるため，並行して症状緩和も行いましょう．**

▶ 酸素療法

低酸素血症がある場合は，酸素療法を行います（p22「第2章-A-1. 酸素療法・NPPV・HFNC」参照）．安静時に低酸素血症が目立たない場合にも，労作時に低酸素血症をきたしている場合や，頻呼吸や頻脈で代償しているときなどは，酸素療法が有効なこともあります．一度試してみるとよいでしょう．

表1　がん患者の呼吸器症状とその原因・対応

症候や病態	原因	対応
呼吸困難	・腫瘍性：気管・気管支の腫瘍や肺実質への浸潤，がん性胸膜炎・心膜炎，がん性リンパ管症，微小血栓 ・治療関連：誤嚥，薬物療法や放射線療法に伴う肺の線維化，感染症肺炎 がん以外：心不全，COPD，喘息など（詳しくはp11の表1参照）	酸素療法，モルヒネ，ベンゾジアゼピン系薬，理学療法，送風，アロマセラピー，心理療法
咳嗽	・同上 ・薬剤性：ACE阻害薬	デキストロメトルファン，コデイン，モルヒネ，ポジショニング
がん性リンパ管症	肺内のリンパ管系にがん細胞が浸潤し，リンパ管を閉塞する病態（肺がんや乳がん，消化管がん，前立腺がんで多い）	原疾患の治療，ステロイド全身投与，モルヒネ
上大静脈症候群	上大静脈が閉塞し静脈還流が妨げられる（肺がん，乳がん，悪性リンパ腫などで多い）	化学療法，緩和的照射，血管内ステント，ステロイド全身投与，利尿薬，頭部挙上
主要気道閉塞	腫瘍の増大，浸潤，壁外圧排（咽喉頭がん，肺がん，胸腺がん，食道がん，縦郭リンパ節転移など）	ステント，緩和的照射，電気焼灼術，ステロイド全身投与，モルヒネ
血痰，喀血	肺がん，咽喉頭がん，食道がん，縦郭リンパ節転移の浸潤など	緩和的照射，手術，止血薬，気管支動脈塞栓術，鎮咳薬（オピオイド），降圧薬，抗血栓薬の中止，患側を下にした体位
死前喘鳴	気道分泌物（死亡数日〜数時間前にみられる）	家族への説明，輸液の減量，口腔ケア，ポジショニング，スコポラミン舌下投与，ブチルスコポラミン持続投与

▶ 薬物療法

薬物療法としては，やはりモルヒネが有効です（推奨度1B）[1]．すでに痛みに対してオピオイドを使用している場合は，モルヒネへ変更すると，呼吸困難や咳嗽への効果がさらに期待できます．オピオイド未使用の場合には，初めて麻薬を使うことに対する患者・家族の不安や懸念などのハードルも想定されます．症状が強くないときや，労作時など限られた時間に起きている場合は，まずは頓服薬から開始すると抵抗感が少なくなります．しかし，「ずっと苦しいのでいつ使えばいいかわからなかった」「動かなければ苦しくないのでじっとしていた」など，うまく使えないことも多々あります．呼吸困難が出やすいタイミングは排泄，洗面や更衣，入浴などですので，**動作前に服用す**

るよう具体的に決めておくと使いやすいでしょう．また，徐放剤を用いる場合，通常は24時間持続的な効果が得られるよう使いますが，症状によってはその限りではありません．たとえば労作時を中心に症状が出やすい場合には日中により効くように，また夜間仰臥位になると症状が強い場合には夜間に効きやすいよう飲み方を調整することもあります．オピオイドで緩和が不十分なときや，不安の要素が強い場合は，ベンゾジアゼピン系薬を併用すると改善することがあります(推奨度2C)[1]．詳しい使い方はp41「第2章-B-2．ベンゾジアゼピン系薬」をご参照ください．

Dr森田より

がん患者の場合，痛みでモルヒネ以外のオピオイドを使っている場合も多いと思います．オピオイド間で呼吸困難に対して効果にはっきりと差があるとまではいえませんので，それまでに使っているオピオイドで呼吸困難にも効果がある場合には，そのまま継続することも選択肢に入れて構いません．

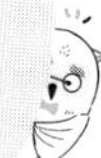

▶ 非薬物療法

非薬物療法として，**診断・治療期からがんリハビリテーションの考え方に従い理学療法を取り入れる**ことは重要です．がん患者では検査や治療，入院のたびに，活動性も低下しやすくなります．これを繰り返すうちに，さらに呼吸困難も出やすくなります．早期から介入しておくに越したことはありません(p54「第2章-C-1．リハビリテーション」参照)．緩和期においても，呼吸法やポジショニングにより呼吸が楽になることが期待できます．送風などの非薬物療法も検討します(p73「第2章-C-3．その他の非薬物療法と日常の工夫」参照)．また，呼吸困難は患者や家族の不安を増強させることにも配慮しましょう．

咳　嗽

▶ がん患者における咳嗽

がん患者において，咳嗽は痛みや呼吸困難と比べて軽視されてしまうこともありますが，咽喉頭や肺に病変がある場合には意識的に確認しましょう．**咳嗽は体力を消耗させ，不眠や尿失禁などからQOLを低下させる**ため(慢性咳嗽で受診する患者の半数は尿失禁を経験しているとされます)，きちんと対症療法を行うことは重要です．一般的に，湿性咳嗽では排痰を促すためになるべく鎮咳薬を使わないですが，がん患者では症状が強く，QOLが低下しやすいため，症状緩和を優先しています．

なお咳嗽は，感染や胸水，肺うっ血などに伴い一時的に悪化していることもあります．**症状を継続的に評価し，安定していれば症状緩和薬の減量・中止も忘れない**ようにします．また，ACE阻害薬は副作用として咳嗽をきたしやすいため，中止を検討します．特に予後の限られた患者では厳格な降圧や冠動脈保護作用の必要性が高いとは言いづらいでしょう．こうした薬剤調整が，これからどんなことを大切にして過ごしていくかを話し合うきっかけになったりもします．

▶ がん患者の咳嗽の緩和

通常の咳嗽で用いるデキストロメトルファンは，がん患者ではあまり有効性は感じられません(推奨度2C)[1]．症状が軽度の場合や，オピオイドによる副作用を懸念する場合には，120mg，分4の高用量で試しています．効果が不十分な場合はオピオイドへの変更を検討します．咳嗽のみの場合は弱オピオイド(コデイン60mg，分3)から用いますが，進行がんで症状が強い場合，呼吸困難や痛みもある場合などは，躊躇せずモルヒネから導入します．非がん領域で難治性の慢性咳嗽に対して用いるプレガバリンやガバペンチンは，がんに伴う咳嗽への効果については研究されていません．めまいなどの副作用も考えると，臨床でもこれらを用いることはほとんどありません．どうしてもオピオイドを使いにくい場合など特殊な状況においては，期間を決めて試してみてもよいでしょう．

がん性リンパ管症

がん性リンパ管症は呼吸困難や湿性咳嗽，痰が切れない感覚などの原因になります．また，診断するときには，**感染性や薬剤性の肺炎との鑑別に注意**が必要です．原疾患の治療が奏効しなければ予後は不良で，発症後数ヵ月以内に死亡することが多いとされます．CTで小葉間隔壁や気管支肺動脈束・胸膜下の間質の結節性肥厚がみられることが特徴的です．治療としては原疾患の治療が最優先となります．ステロイドの全身投与(ベタメタゾン2〜4mg/日程度)を行うことがありますが，有効性は確かなものではありません．咳嗽や呼吸困難が強いため，オピオイドも使用して症状をしっかり緩和しましょう．

上大静脈症候群

上大静脈症候群では，顔面や頸胸部・上肢の浮腫，静脈怒張，呼吸困難，咳嗽などが過半数にみられます．そのほか顔面の発赤，嗄声，喘鳴，めまい，頭痛，失神，嚥下困難が起こることもあります．致死的な脳浮腫や気道の浮腫を生じることがあるとされますが，頻度はまれで，通常は亜急性に進行します．肺がんでは，上大静脈症候群を合併すると予後は数ヵ月以内と想定されます(乳がんや卵巣がんなどでは，より長い予後が期待されます)．治療や予後予測のためにも，造影CT(造影剤アレルギーで困難な場合は造影MRI)で診断をつけることが重要です．側副血行路が発達すると自然に軽快することもあるため，画像で確認できると予測に役立ちます．治療は原疾患に対する薬物療法や放射線療法が基本になります．原疾患の治療効果を待てない重症例では早期放射線療法，致死的なときは緊急血管内ステントも検討します．症状緩和を目的としてステロイドや利尿薬が試されることもありますが，効果は確かなものではありません．

主要気道閉塞

主要気道閉塞は腫瘍学的緊急症の1つです．呼吸困難や咳嗽，血痰・喀血を呈するほか，吸気性喘鳴(stridor)や呼吸促拍を伴う場合は致死的な気道閉塞の可能性があるため，迅速な対応を要します．診察時にはSpO_2が安定していて，本人も普通に話したり動いたりしていても，夜に仰臥位になり分泌物が増えると呼吸状態が悪化して呼吸停止する，というケースにも遭遇します．狭窄した気管への緊急挿管はきわめて難しく，救命するには体外循環も想定することになります．主要気道狭窄を見た際は当日中にできる検査を行い，呼吸器科医に相談し，また**致死的な急変の可能性がきわめて高い**ことを本人，家族と共有します．入院の場合は担当する多職種ともこのことを共有し，モニター管理や急変対応などの準備が重要です．

即効性のある治療は気道ステントです．適切なステントの手配には日数を要し，部位によっては全身麻酔下で硬性鏡による処置が必要になるため，早急に呼吸器科医に相談しましょう．ただし，全身状態や予後によっては処置の適応になりにくいほか，処置後に異物感からかえって咳嗽や気道分泌物が増えること，ステントのずれによりたびたび処置が必要になることもあり，一筋縄ではいきません．

狭窄部位への放射線照射には，腫瘍縮小やそれに伴う症状緩和が期待されます．ただし，照射が可能な体位で呼吸の安定が保たれている必要があります．また，効果が出るまでに日数がかかること，照射に伴う喀血の可能性なども考慮します．気管支鏡下に電気焼灼術が行われることもあります．

対症療法として，ステロイドの全身投与を考慮することもあります(ベタメタゾン4mg/日程度)．咳嗽が強いと気道閉塞のリスクも高まるため，オピオイドでの鎮咳を図ることも検討します．

血痰・喀血

大量の喀血は，致死的な窒息をきたします．腫瘍性の出血は血管新生のため止血しにくく，いざ出血してからでは処置が困難です．そこで，少量の血痰も把握して早めに介入しておきましょう．内視鏡や造影CTで原因を調べ，放射線照射や摘出手術の妥当性を検討します．また，喀血したときの対処法についても，各科の専門医と事前に相談しておきます．たとえば「平日の日中に大量喀血をして呼吸状態がある程度保たれている場合は，放射線科医に連絡して気管支動脈塞栓術を相談する」，あるいは「診療時間外に大量喀血し，呼吸状態が保たれない場合には呼吸器外科の当番医に相談し，緊急手術を検討する」など，担当各科で相談し，看護師とも共有しましょう．

血痰への対症療法としては，まずオピオイドでできるだけ咳嗽を和らげます．また抗血栓薬の中止を検討し，血圧が高い場合は降圧薬も考慮します．大量喀血時には安静とし，血液が健側肺へ流れていかないよう，**患側を下とする体位**をとります．カルバゾクロムやトラネキサム酸などの止血薬を投与する場合には，なるべく高用量で投与します．気管挿管も含めた積極的治療を行う方針の場合には，呼吸状態が悪化し始めたら早めに挿管します．出血により視野の確保が困難であるため，慣れた人が挿管手技を行います．

なお，**喀血は院内発症でも救命が困難である**可能性も踏まえて，希望する治療方針について本人や家族と十分に相談しておきます．また，血液が視覚的に目立つとパニックになり，より呼吸促拍となります．血痕の目立ちにくい紺色や茶色など色の濃いシーツやタオルを準備したり，穏やかに対応するようスタッフと共有するなど，場を落ち着かせる配慮も前もってできるとよいですね．

私のプラクティス

～大量喀血時にパニックにならないために～

大量喀血時には，皆がパニックに陥りやすくなります．すると，より呼吸が促迫となります．血痰が出ていたり腫瘍が気道内腔へ露出していたりして喀血が想定される場合には，少しでもこの動揺が防げるよう，事前に指示を出しておきます．たとえば「大量喀血時は右側臥位で安静とし，モルヒネ1時間量を早送りし，医師にコール」などと記載します．また，いざ現場に駆け付けた際には，迅速に状況を評価しつつ，患者やスタッフへはなるべく穏やかに話しかけます．

これは実は，筆者自身が喀血の対応でオロオロしていた際に，「大丈夫ですよ，びっくりしましたよね」と落ち着いた声で患者に声をかけ続けてくれたベテラン看護師から学びました．この看護師のゆったりとした話し声は，患者だけでなく，私たちスタッフにも落ち着きを取り戻させてくれているようでした．

死前喘鳴

死が近づくと，呼吸に伴いゴロゴロと音がします．これを聞いて心を痛めた家族に，何とかしてほしいと頼まれるかもしれません．しかし，**患者にとって，死前喘鳴はあまり苦しいものではない**といわれています．まずはこれをお伝えするところからです．「お別れが近づいてくると，咳払いや唾液を飲むことがうまくできずに，呼吸とともにゴロゴロと音がする方が多いです．ご本人にとっては，あまりつらくないといわれています．表情もとても穏やかですので，ご家族がおられて安心されていると思います」などと話すようにしています．

表2　Backらの4段階評価

0	音が聞こえない
1	患者に近づくと聞こえる
2	静かな部屋でベッドサイドに立つ状態で聞こえる
3	静かな部屋で患者から20フィート(約6m)の距離で聞こえる

(Back IN et al：A study comparing hyoscine hydrobromide and glycopyrrolate in the treatment of death rattle. Palliat Med **15**：329-336, 2001より引用)

Dr森田より
亡くなる過程で生じる生理現象で苦しそうにみえる兆候(死前喘鳴や下顎呼吸など)を，「自然現象で苦しいものではない」という意味を込めてnormalize the dying process(死の過程のノーマリゼーション)とよびます.

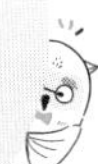

気道分泌物の音ですが，吸引ですっきりとれるものではありません．そこで，特に**深い吸引をすることはなるべく控えます**．輸液を500mL/日程度に減らす，口腔ケアを行う，安楽なポジショニングをとるといったことで改善することも多いのです．こうした非薬物療法は積極的に行いましょう．

持続時間が長い場合や，喘鳴が大きい場合には，家族の苦痛も増してきます．Backらの4段階評価(表2)[2]を参考に，どうしても必要なときは薬物療法も可能です．ガイドライン[1]ではいずれの薬剤も投与しないことが推奨されていますが，スコポラミン0.15〜0.25mgを頓用で舌下投与してみてもよいでしょう．あまり頻繁に投与が必要な場合や，せん妄が懸念される場合には，中枢神経移行性に配慮してブチルスコポラミン40〜120mg/日を持続投与する方法もあります．ただ，そこまで要することはまれです．終末期には投与する薬剤も増えてくるので，要否はよく考えましょう．なお，適応外ではありますが，在宅などではアトロピン点眼薬の舌下投与も活用されています．

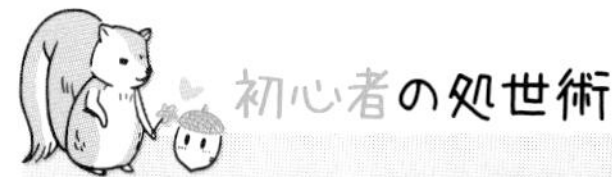

~死前喘鳴に薬物療法は必須？~

死前喘鳴に対するスコポラミンの舌下投与は，緩和ケア病棟でこそ一般的ですが，急性期病棟ではいまだに受け入れられにくいことが多いです．注射薬を舌下投与するということに慣れていないため，ミスを懸念してのことが多い印象です．患者や家族を助けたい一心で，こうした病棟のあり方を変えようとする正義感は立派です．しかし，これまで現場で取り入れてこなかった背景には，込み入った事情があったりもします．特に緩和ケアの領域では，薬剤を適応外で使用することも多々あります．これを浸透させようと，若手の医師と看護師とでやり合うのは，得策とはいえません．特に死前喘鳴の薬物療法については，必須のものでもありません．家族とよく話し，非薬物療法を行うだけで十分なことがほとんどです．その上で，今後どうしていくのがよいかを病棟のカンファレンスなどで落ち着いて話し合ってみてもよいのではないかと考えます．

文献

1) 緩和医療学会 緩和医療ガイドライン委員会(編)：がん患者の呼吸器症状の緩和に関するガイドライン(2016年版)，金原出版，東京，2016
▷ がんに伴う呼吸器症状に関する推奨がまとめられています．

2) Back IN et al：A study comparing hyoscine hydrobromide and glycopyrrolate in the treatment of death rattle. Palliat Med **15**：329-336, 2001
▷ 死前喘鳴について，Backらの４段階評価および対症療法が示されています．

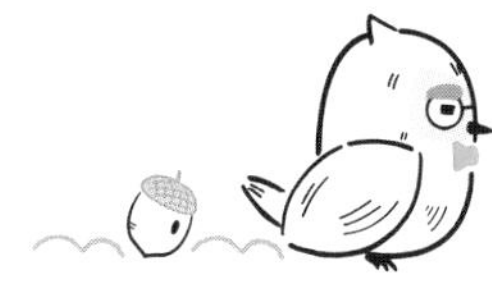

2. 心不全の呼吸器症状

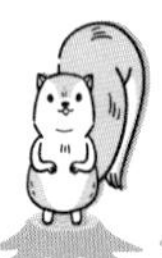

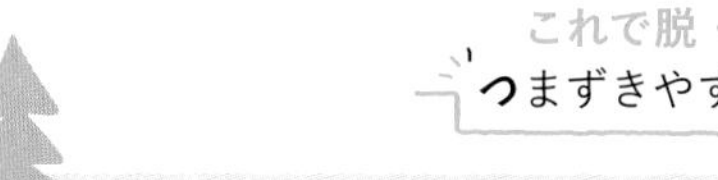

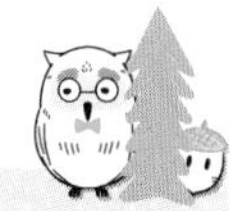

1. 心不全における緩和ケアは，その必要性を評価し，心不全の治療とともに提供するものです．病みの軌跡を意識し，心不全の症状が出現してからは「何かできることはないか」と考えることが緩和ケアの始まりです．
2. 心不全の適切な治療も症状緩和に必要です．心不全では，最期まで心不全治療の継続が必要であることを押さえましょう．
3. モルヒネは死亡直前期に使用するだけの薬ではありません．必要とする患者へのモルヒネ投与が遅れないようにしましょう．

1 まずは心不全の治療の強化とともに，緩和ケアの必要性を評価する

皆さんは心不全をどのように捉えていますか？　日本循環器学会の『急性・慢性心不全診療ガイドライン（2017年改訂版）』による定義を確認しましょう[1]．「なんらかの心臓機能障害，すなわち，心臓に器質的および/あるいは機能的異常が生じて心ポンプ機能の代償機転が破綻した結果，呼吸困難・倦怠感や浮腫が出現し，それに伴い運動耐容能が低下する臨床症候群」と定義されています．この定義からもわかるように，症状が出現してからは寛解と増悪を繰り返しながら徐々に治療に抵抗性となり，死に至る経過をたどります（図1）．一般向けの説明としても「状態がだんだん悪くなり，生命を縮める病気です」

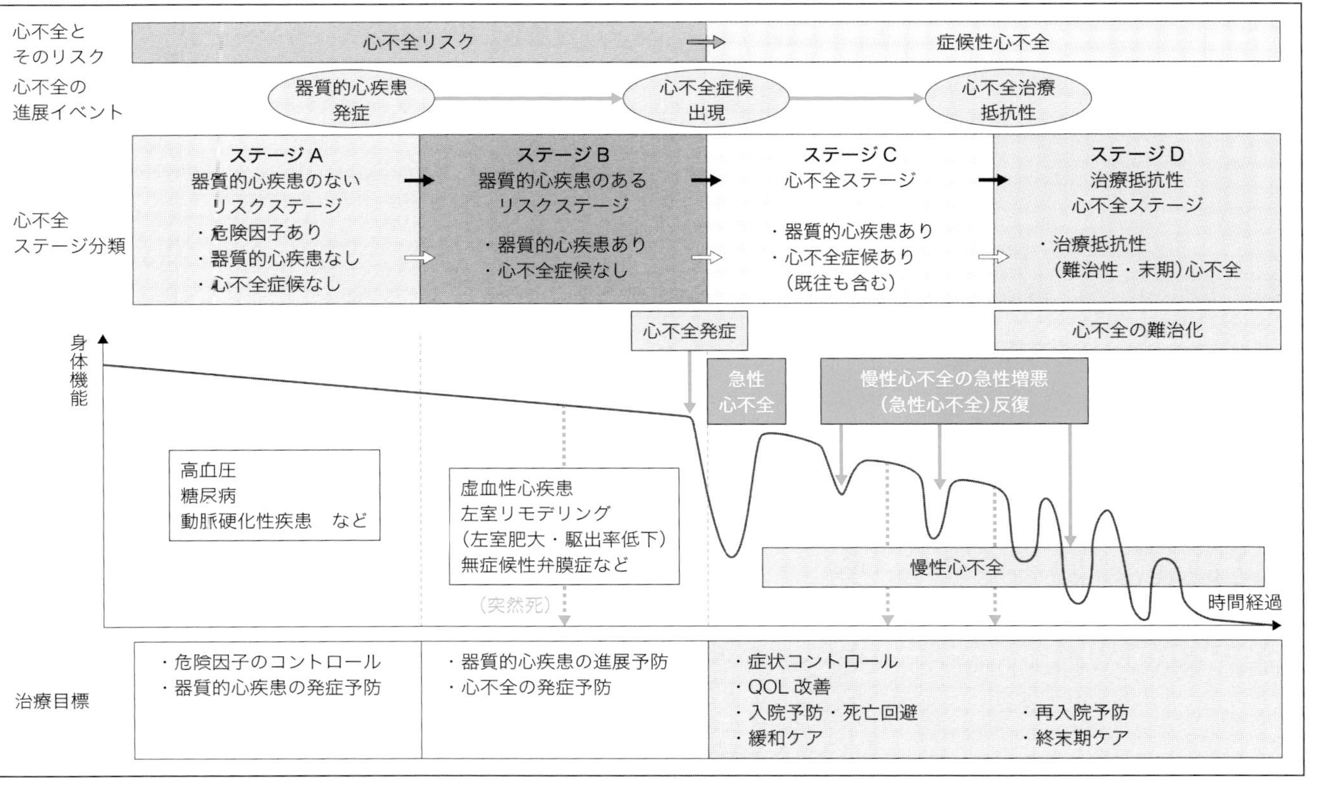

図1　心不全とそのリスクの進展ステージ

〔厚生労働省：脳卒中，心臓病その他の循環器病に係る診療提供体制の在り方に関する検討会，脳卒中，心臓病その他の循環器病に係る診療提供体制の在り方について(平成29年7月)より引用〕
[http://www.mhlw.go.jp/file/05-Shingikai-10901000-Kenkoukyoku-Soumuka/0000173149.pdf](2023年4月24日閲覧)

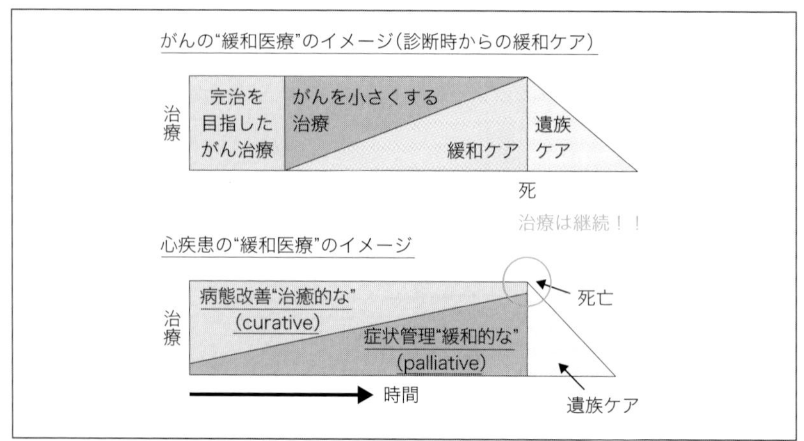

図2　がんと心疾患の緩和医療のイメージ

(大石醒悟：心不全治療と並存する緩和ケア．日内会誌 **109**：240-247, 2020より引用)

という言葉が使われており，よりイメージを掴みやすい表現かと思います．経過のなかで出現する症状へは，**原疾患の治療を強化すると共に緩和ケア介入が必要か評価していくことが必要**で，図1のなかでもステージCから提供していくことが示されていることがわかります．治療抵抗性となったステージDに進んでからスタートするものではありません．身体的苦痛のみならず，精神心理・社会的な苦痛を評価し，何かできることがないかを考え始める(評価する)ことが心不全の緩和ケアのスタートです．

 2 心不全の適切な治療も症状緩和に欠かせない

ほかの疾患でも，標準治療と並行して徐々に緩和ケアが必要となっていき，特にがんでは亡くなる直前は緩和ケアがメインとなります．一方，心不全では治療そのものが症状を緩和するため**「亡くなるまで心不全の病態への治療を考えることが必要」である**という点を押さえましょう(図2)[3]．緩和ケアの治療に集中するあまり，心不全の病態への治療が実はまだ不十分だった，なんてことがないように心不全治療が適切かどうかを評価し，提供することが大切です．普段の診療で行っている問診，身体所見も駆使し評価しましょう．

3 モルヒネは死亡直前期にだけ使う薬ではない

「モルヒネを使うのは亡くなる直前！」緩和ケアやモルヒネ使用の経験が少なければこのような印象を抱く方もいるのではないでしょうか．患者が「苦しい，何とかしてくれ」と訴えていても，「余命はまだまだ先だからな」と酸素の調整やほかの治療を試行錯誤し，モルヒネの選択肢がずっとあとになっていることはありませんか．心不全において，呼吸困難は増悪に一役買っています．呼吸困難をうまく緩和することは，負のスパイラル（呼吸困難→ストレス→心負荷→呼吸困難の増悪）の解消につながり，症状緩和・心不全の治療どちらの視点からも理にかなったアプローチとなります．実際に，心不全治療と並行しながらモルヒネを使うことで症状が改善し，モルヒネを離脱する患者も経験します．

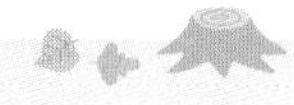

心不全と緩和ケア

高齢化・治療の進歩に伴い心不全患者は増加の一途をたどっており，心不全パンデミックとよばれています．心不全における緩和ケアの重要性も認識されており，『急性・慢性心不全診療ガイドライン（2017年改訂版）』[1]においては緩和ケアについて明記され，『2021年改訂版 循環器疾患における緩和ケアについての提言』[2]でも心不全についておもに触れられています．保険診療上も心不全患者での緩和ケア診療加算が算定できるようになりました．専門医・総合医/緩和ケア医と多職種のチームで取り組んでいくことが必要です．

心不全の病態評価と治療

病態への基本的なアプローチはどんな患者でも忘れてはいけません．心不全でも同様です．心不全の評価・治療を押さえましょう．

▶ 心不全の病態とNohria-Stevenson分類

心不全の病態は，①肺うっ血(左心不全)，②体うっ血(右心不全)，③組織低灌流の組み合わせで考えます．Nohria-Stevenson分類(図3)は，うっ血と組織低灌流の有無によって身体所見などから心不全をわかりやすく分類したものです．心不全増悪時に血行動態を評価し，Nohria-Stevenson分類などで評価したプロファイルに応じて，適切な治療を提供するために用います．

▶ ステージ分類と左室駆出率に基づく治療

心不全のステージ分類は，心不全の症状と心臓の機能によって心不全の進行度をA～Dの4段階に分類したものです(図4)．症状に応じたNYHA心機能分類(表1)とは異なり，基本的に一方向性に進行します．ステージA(器質的疾患のないリスクステージ)・ステージB(器質的疾患のあるリスクステージ)もリスクに対する介入が重要となるのですが，ここでは症候性となるステージC以降の治療を考えます．

左室駆出率(left ventricular ejection fraction：LVEF)に応じて，LVEFの保たれた心不全(heart failure with preserved ejection fraction：HFpEF)(LVEF≧50%)，LVEFの低下した心不全(heart failure with reduced ejection fraction：HFrEF)(LVEF＜40)，その間のLVEFが軽度低下した心不全(heart failure with mildly reduced ejection fraction：HFmrEF)に分類されます．LVEFの改善，増悪による分類もありますがここでは割愛します．ステージC以降の心不全ではLVEFのどの分類でも心不全の症状をとる治療

Column

～HEPT～

心不全の緩和ケアについては，日本心不全学会が開催する心不全緩和ケアトレーニングコース「HEPT」(http://hept.main.jp/)で系統的に学ぶことができます．内容は心不全の症状緩和のみならず，アドバンス・ケア・プランニング(ACP)やコミュニケーション，臨床倫理まで網羅されています．末期心不全に対する緩和ケアの保険適用の算定要件にも含まれており，大変勉強になりおすすめです．

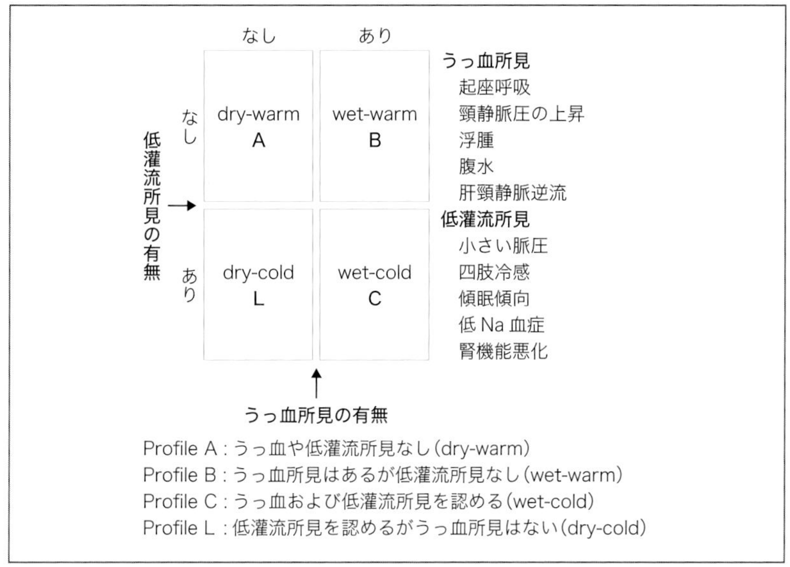

図3 Nohria-Stevenson分類

(Nohria A et al : Clinical assessment identifies hemodynamic profiles that predict outcomes in patients admitted with heart failure. J Am Coll Cardiol **41** : 1797-1804, 2003を参考に作成)

(うっ血に対する利尿薬など)は大切となりますが，HFrEFでは心保護を目的とした基本的治療がガイドラインどおりにされているか押さえることが重要です．

心不全の症状緩和

心不全患者もがん患者と同様に，身体的・精神的苦痛症状を訴えることが知られています．呼吸困難は18〜88%と最多で，ほかにも倦怠感(42〜82%)，痛み(14〜78%)，抑うつ(6〜59%)などが報告されています[4]．心不全患者の緩和治療は図5[3]のステップのように考えていくとわかりやすいです．ステップの最初に適切な心不全治療がなされているかを改めて確認する流れとなっており，足を止めて自分たちの治療を振り返ることができます．評価を行いながら，専門の循環器内科医の先生とよくコミュニケーションをとり確認しましょう．

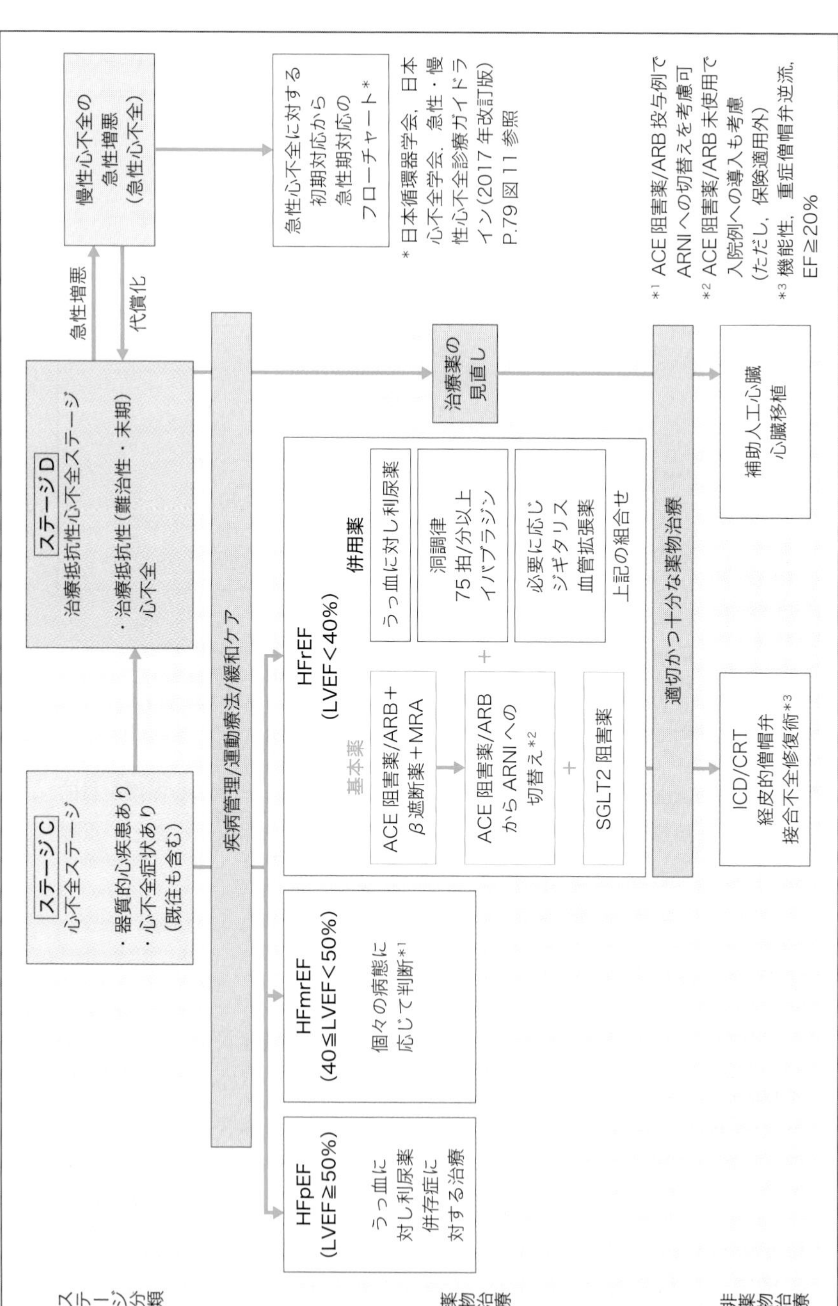

図4　心不全治療アルゴリズム

(日本循環器学会/日本心不全学会：2021年JCS/JHFSガイドライン フォーカスアップデート版 急性・慢性心不全診療より許諾を得て転載)
[https://www.j-circ.or.jp/cms/wp-content/uploads/2021/03/JCS2021_Tsutsui.pdf] (2023年4月24日閲覧)

表1　NYHA心機能分類

I度	心疾患はあるが身体活動に制限はない. 日常的な身体活動では著しい疲労，動悸，呼吸困難あるいは狭心痛を生じない
II度	軽度ないし中等度の身体活動の制限がある．安静時には無症状. 日常的な身体活動で疲労，動悸，呼吸困難あるいは狭心痛を生じる
III度	高度な身体活動の制限がある．安静時には無症状. 日常的な身体活動以下の労作で疲労，動悸，呼吸困難あるいは狭心痛を生じる
IV度	心疾患のためいかなる身体活動も制限される. 心不全症状や狭心痛が安静時にも存在する．わずかな労作でこれらの症状は増悪する

(The criteria committee of the New York Heart Association：Nomenclature and criteria for diagnosis of diseases of the heart and great vessels, 9th ed, Lippincott Williams and Wilkins, Boston, p253-256, 1994より引用)

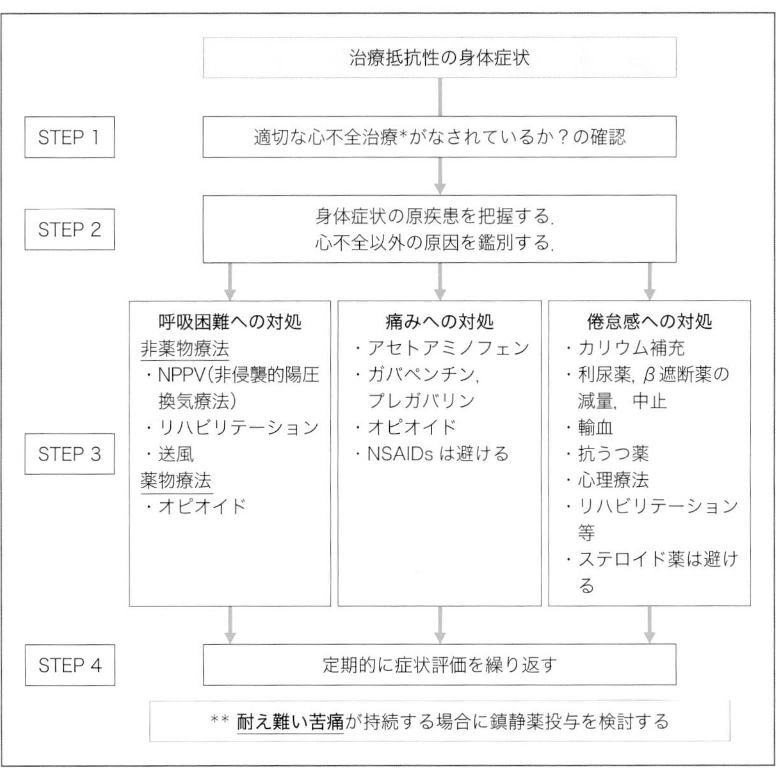

図5　治療抵抗性の身体症状への対処法

* 患者のQOLや希望等により，適切な心不全治療の内容は一定ではない.
** 鎮静薬を投与する際には慎重に適応を判断する必要がある.
NPPV：noninvasive positive pressure ventilation
(大石醒悟：心不全治療と並存する緩和ケア．日内会誌 **109**：240-247, 2020より引用)

Column

～専門医の視点は欠かせない～

心不全の勉強会で，心筋梗塞後の虚血性心筋症による心室性不整脈のため植込み型除細動器(implantable cardioverter defibrillator：ICD)が留置されている患者が話題となったことがありました．アルコール多飲が背景にあり，アドヒアランスも良好とはいえない状態でした．ICDが頻回に作動し，本人の身体・精神的苦痛になっているとのこと．総合医だったらどう考えるか，専門医ではどうかについてディスカッションしました．アルコール多飲については家族も含めたアプローチを行い，電解質・薬物療法の適正化，さらに除細動自体が苦痛になっていたのでICDを停止することも選択肢にあげながら，本人の価値観に合わせて共同意思決定をしたいと筆者は提案しました．一方，循環器科の先生からは「ICDがそんなに頻回に作動すること自体がおかしいのではないか．設定は大丈夫か？」と，ICDの設定自体の問題に着目する意見があがりました．筆者には当時なかった視点で，さまざまな立場の人たちとディスカッションすることの大切さを再認識しました．心不全では特に循環器専門医との対話は欠かせません．

▶ 心不全の呼吸困難

呼吸困難は心不全の代表的な症状です．Nohria-Stevenson分類を参考に，肺うっ血を改善するための治療〔利尿薬，非侵襲的陽圧換気(NPPV)，血管拡張薬，強心薬〕や胸水のドレナージなどによる症状緩和も行いますが，これらの治療でも呼吸困難が抵抗性の場合は少量のオピオイドを用います．

がん患者では，痛みと比べて呼吸困難は少量のオピオイドでも緩和されることが知られています．小規模な研究にはなりますが，心不全でも少量での使用は安全に呼吸困難を改善すると報告されています[5)]．心不全患者の呼吸困難に関するオピオイドの使用については，保険適用での注意点も含めて『2021年改訂版 循環器疾患における緩和ケアについての提言』でもしっかりと触れられています(表2)[2)]．筆者自身も心不全の治療と並行してモルヒネを開始し，呼吸困難が改善，そして心不全のコントロールが良好となりモルヒネを離脱する患者を経験しています．院内でのルールをクリアし，コンセンサスを得ながら，症状緩和が遅れないようにしましょう．目標は呼吸困難を

表2　わが国で使用可能なオピオイドと開始時の投与方法

一般名	用量	備考
コデインリン酸塩*	10mg/回 頓用 もしくは1日3回使用	処方量によっては麻薬扱い
経口塩酸モルヒネ**	2.5mg/回 頓用 もしくは1日4回使用	腎障害時は半量より開始
塩酸モルヒネ注**	5〜10mg/日 持続静注/皮下注投与	腎障害時は半量より開始 高度腎障害時は1/4量も検討

* 呼吸器疾患に伴う鎮咳には保険適用があるが，心不全には適用がない.
** 心不全には保険適用はないが激しい咳嗽の症状に対して使用可能.
わが国で使用可能な経口塩酸モルヒネは10mg錠であり，粉末での使用を要する.
(日本循環器学会/日本心不全学会：2021年改訂版 循環器疾患における緩和ケアについての提言より許諾を得て転載)
[https://www.j-circ.or.jp/cms/wp-content/uploads/2021/03/JCS2021_Anzai.pdf](2023年4月24日閲覧)

完全に消失させることではなく，「日常労作でQOLが低下しない程度」とすると過量投与を避けられます．また，オピオイドは少量では鎮静効果がないため，耐え難い苦痛に対する鎮静を目的とする場合には，ミダゾラムなどの鎮静薬の投与を検討することを忘れないでください．

私のプラクティス

～そうはいっても開始のタイミングは難しい～

心不全の緩和ケアを学ぶことで，モルヒネの使用を意識することが明らかに増えました．しかし，必要な患者全員に十分に投与できているか，適切なタイミングで開始できているかは悩ましいです．利尿薬，血管拡張薬，NPPVの初期治療でも反応が乏しく，呼吸困難が続く場合は意識して選択肢にあげるようにしています．一度モルヒネを使用し，急性期を乗り切りモルヒネを離脱する症例を経験すると，心不全におけるモルヒネの印象は変わるのではないでしょうか．

▶ 心不全のその他の症状への対応

倦怠感，痛み，抑うつへの評価・対応が必要となります．倦怠感は治療に難渋する症状です．脱水，低カリウム血症，β遮断薬，睡眠障害，貧血，精神的問題，デコンディショニングの影響など，介入可能なものがないか評価し介入を行いましょう．カリウム補充，利尿薬やβ遮断薬の減量・中止の検討，貧血への対応(原因検索と輸血)，抗うつ薬の投与，心理療法，リハビリテーションなどで対応します．利尿薬やβ遮断薬は心不全の治療薬としても用いられるため判断が難しいですが，継続による治療効果と中止に伴う症状緩和への効果を天秤にかけ減量・中止を考慮しましょう．ステロイドは体液貯留やせん妄のリスクとなり，心不全の緩和ケアでは基本的には控えるべき薬剤です．

痛みについては，ほかの疾患と違う点は心不全増悪リスクとなるNSAIDs，三環系抗うつ薬を避けることが重要です．

抑うつはPHQ-2・PHQ-9を用いスクリーニングを行います(図6, 7)[2)]．薬物治療ではセルトラリン(SSRI)などが安全面からは選択肢となりますが，治療反応への評価なども含めて精神科と連携し個別に対応していきましょう．心不全における精神症状のマネジメントとして医療従事者との良好なコミュニケーション，薬物療法，心理療法，運動/リハビリテーションがあげられますが，いずれも単独では効果が十分ではなく，多職種による多職種アプローチが大切です．

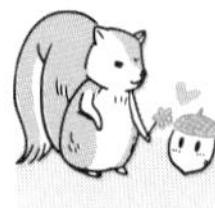

初心者の処世術

～処方指示の前に院内調整を行っておくべし～

調べればすぐに情報が得られる時代になりました．心不全の呼吸困難でモルヒネをどのように処方したらよいかも，ササッと検索して調べることができる先生もいるでしょう．さて，そのとおり病棟で処方したらどうなりますか？　緩和ケアに慣れた病棟であれば対応可能かもしれませんが，医療安全の観点から麻薬については処方量や指示が決まっていることが多いです．また，使用経験の少ない病棟・スタッフでは適切な評価ができず，症状緩和のつもりが副作用によるデメリットを引き起こしてしまうこともあります．今回本書で示した内容が院内ですぐに適応できるかどうか確認しながら，施設に合わせた対応へアレンジしていくことが大切です．「この本にこの量が書いてあるんです．このとおり投与してください！」とメディカルスタッフと衝突し，苦しんでいる患者への対応が遅れるなんてことがないようにしましょう．

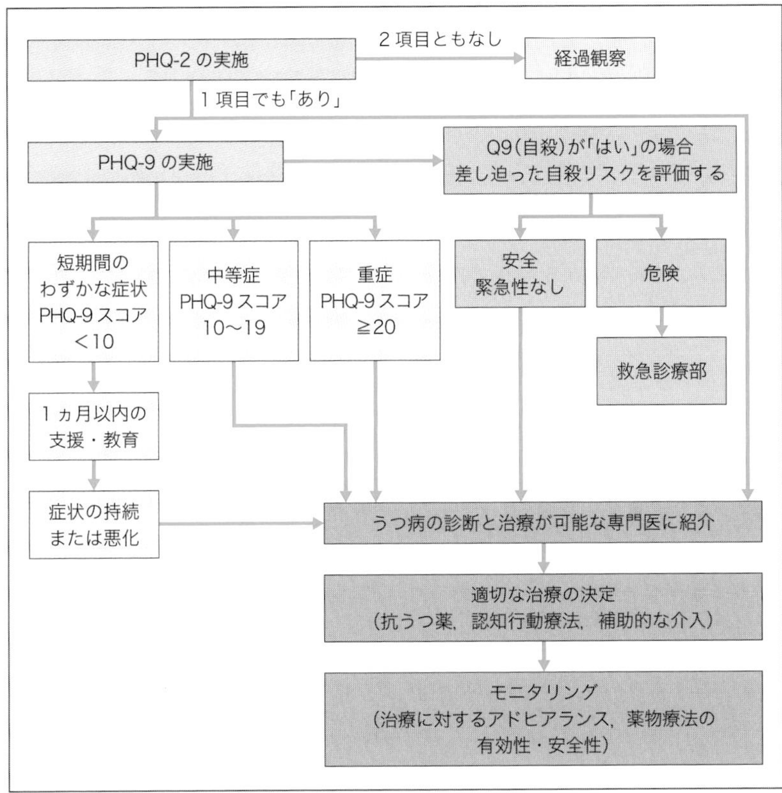

図6　PHQ-2, PHQ-9を用いたうつ病のスクリーニング

(Lichtman JH et al：Depression and coronary heart disease：recommendations for screening, referral, and treatment：a science advisory from the American Heart Association Prevention Committee of the Council on Cardiovascular Nursing, Council on Clinical Cardiology, Council on Epidemiology and Prevention, and Interdisciplinary Council on Quality of Care and Outcomes Research：endorsed by the American Psychiatric Association. Circulation **118**：1768-1775, 2008 より作図)
(日本循環器学会/日本心不全学会：2021年改訂版 循環器疾患における緩和ケアについての提言より許諾を得て転載)
[https://www.j-circ.or.jp/cms/wp-content/uploads/2021/03/JCS2021_Anzai.pdf] (2023年4月24日閲覧)

PHQ-2

この2週間，次のような問題にどのくらい頻繁に悩まされていますか？

1. 物事に対してほとんど興味がない，または楽しめない
2. 気分が落ち込む，憂うつになる，または絶望的な気持ちになる

- 上記2項目のうち1項目以上に「はい」の回答が得られた場合，PHQ-9に進む．

PHQ-9

この2週間，次のような問題にどのくらい頻繁に悩まされていますか？

1. 物事に対してほとんど興味がない，または楽しめない
2. 気分が落ち込む，憂うつになる，または絶望的な気持ちになる
3. 寝付きが悪い，途中で目がさめる，または逆に眠り過ぎる
4. 疲れた感じがする，または気力がない
5. あまり食欲がない，または食べ過ぎる
6. 自分はダメな人間だ，人生の敗北者だと気に病む，または自分自身あるいは家族に申し訳がないと感じる
7. 新聞を読む，またはテレビを見ることなどに集中することがむずかしい
8. 他人が気づくぐらいに動きや話し方が遅くなる，あるいはこれと反対に，そわそわしたり，落ちつかず，ふだんよりも動き回ることがある
9. 死んだ方がましだ，あるいは自分を何らかの方法で傷つけようと思ったことがある

※上の1～9の問題によって，仕事をしたり，家事をしたり，他の人と仲良くやっていくことがどのくらい困難になっていますか？

- 名項目について「まったくない(0)」，「数日(1)」，「半分以上(2)」，「ほとんど毎日(3)」のいずれかにスコアする．合計が10点以上であれば大うつ病の可能性あり．
- 最後に※で「まったく困難でない」，「やや困難」，「困難」，「極端に困難」のいずれかをスコアし，おおよその生活機能全般の困難度を評価する．

図7　PHQ-2，PHQ-9の質問内容

（Lichtman JH et al：Depression and coronary heart disease：recommendations for screening, referral, and treatment：a science advisory from the American Heart Association Prevention Committee of the Council on Cardiovascular Nursing, Council on Clinical Cardiology, Council on Epidemiology and Prevention, and Interdisciplinary Council on Quality of Care and Outcomes Research：endorsed by the American Psychiatric Association. Circulation **118**：1768-1775, 2008より作図）
（日本循環器学会/日本心不全学会：2021年改訂版 循環器疾患における緩和ケアについての提言より許諾を得て転載）
［https://www.j-circ.or.jp/cms/wp-content/uploads/2021/03/JCS2021_Anzai.pdf］（2023年4月24日閲覧）

文献

1) 日本循環器学会/日本心不全学会：急性・慢性心不全診療ガイドライン(2017年改訂版)［https://www.j-circ.or.jp/cms/wp-content/uploads/2017/06/JCS2017_tsutsui_h.pdf］(2023年4月24日閲覧)
▷ 本邦のガイドラインです．診断・治療の推奨だけではなく病みの軌跡から緩和ケアについてまで触れてあり，心不全診療を行う上で必読です．

2) 日本循環器学会/日本心不全学会：2021年改訂版 循環器疾患における緩和ケアについての提言［https://www.j-circ.or.jp/cms/wp-content/uploads/2021/03/JCS2021_Anzai.pdf］(2023年4月24日閲覧)
▷ 心不全の緩和ケアについても，本邦での現状とマネジメントについてまとまっています．

3) 大石醒悟：心不全治療と並存する緩和ケア．日内会誌 **109**：240-247, 2020
▷ 治療抵抗性の身体症状への対処法についてのオリジナルの表も参考になります．

4) Moens K et al：Are There Differences in the Prevalence of Palliative Care-Related Problems in People Living With Advanced Cancer and Eight Non-Cancer Conditions? A Systematic Review. J Pain Symptom Manage **48**：660-677, 2014
▷ がん患者と非がん患者の緩和ケアの違いについてまとめた研究です．

5) Johnson MJ et al：Morphine for the relief of breathlessness in patients with chronic heart failure—a pilot study. Eur J Heart Fail **4**：753-756, 2002
▷ 心不全の呼吸困難におけるモルヒネの効果を見た研究です．

3. COPDの呼吸器症状

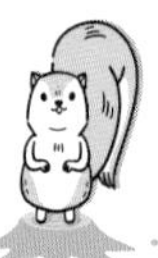

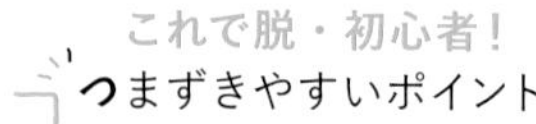

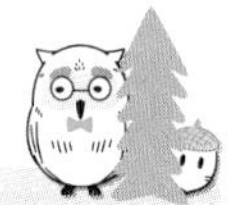

1. 慢性閉塞性肺疾患(COPD)は単なる肺の病気ではありません．心理社会的な影響を多く含む，複雑な全身疾患として捉えることが大切です．
2. パニック症に対する治療も必要です．「呼吸困難には酸素投与」と短絡的にならないように，評価した上で治療を考えましょう．
3. 短期的な予後予測が難しい疾患です．早めのACP開始を意識しましょう．

1 COPDを全身疾患として捉えることが大切

皆さんはCOPDを肺の病気と思っていませんか？ COPDも，心不全と同様に増悪を繰り返しながらだんだんと進行していく疾患です(図1)．進行に伴い，患者の症状による負担は増加し，その結果，家族や介護者のストレスも増加します．効果的な全体管理には，複雑で個別化された介入に加え，主要症状である呼吸困難だけでなく，希望のなさ・社会的孤立・緊張した人間関係・対応可能な事前ケア計画の欠如などの問題に対処する，予防的で包括的なケアモデルが必要となります．**COPDの肺疾患としての管理だけに目を向け，「これ以上何もしてあげられません」という言葉を投げかけないようにしましょう．**包括的なケアモデルを理解するには『非がん性呼吸器疾患緩和ケア指針2021』の具体的な病みの軌跡の例が参考になります(図2)．

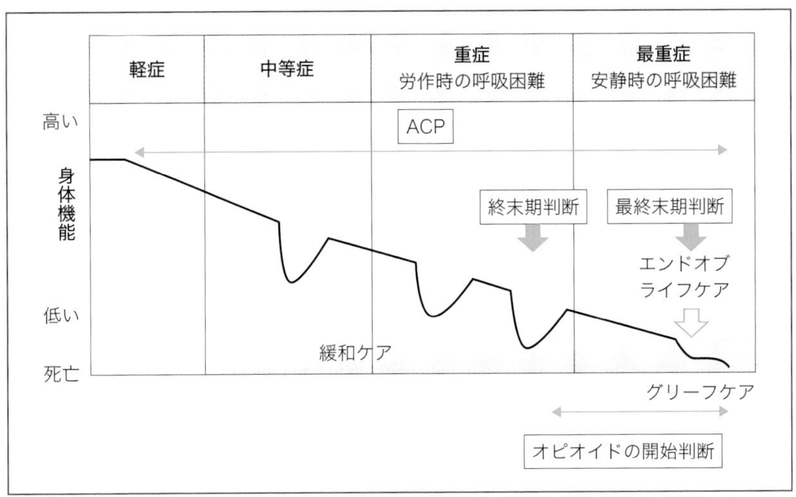

図1　終末期へ向かう疾患軌道とACP・緩和ケア

緩和ケアとACPはともに終末期以前から対象となる．終末期判断が見込まれるようになって以降オピオイドの開始判断がもたれる．またオピオイドも終末期判断以降で個別の状況に応じて投与が検討される．本指針では対象を終末期の患者としているが，緩和ケアとACPは本来，終末期以前から実施すべきものである．

〔日本呼吸器学会・日本呼吸ケア・リハビリテーション学会合同 非がん性呼吸器疾患緩和ケア指針2021作成委員会（編）：非がん性呼吸器疾患緩和ケア指針2021，メディカルレビュー社，2021より許諾を得て転載〕

［https://www.jrs.or.jp/publication/file/np2021.pdf］（2023年4月24日閲覧）

Column

～進行したCOPDへの葛藤～

進行したCOPDへの「何もしてあげられない」という言葉には注意が必要です．実はつらい症状に対処するための知識やノウハウの欠如が背景にある可能性があり，「歴史的に，進行したCOPDへのニヒリズムが存在する」とも緩和ケアの教科書（『Oxford Textbook of Palliative Medicine』）に記載されています．一方，知識があったとしても適切なケアを提供するための医療制度が利用できないことへの不満や，処方された治療が症状を満足に緩和できない場合には，医療者自身も無力感を経験するといわれています．

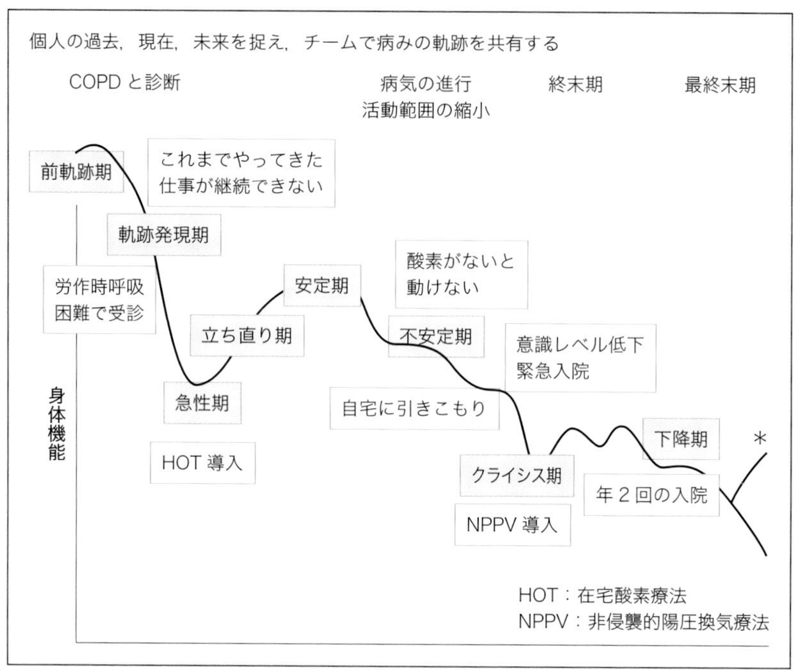

図2　HOT＋NPPV療法となったCOPD患者の病みの軌跡

これまでどのような社会生活を送ってきたかに始まり，COPDと診断される「軌跡発現期」．在宅酸素療法が導入となるも，酸素を吸入する自分を受け入れることができないまま，入院が必要となる「急性期」．呼吸リハビリテーションを受けて，呼吸困難との付き合い方，セルフマネージメント能力の向上により，病気とともに生活することができる「安定期」．安静時の呼吸困難感が増強，自宅にこもるようになり，病みの行路や症状がコントロールされない「不安定期」．高炭酸ガス血症となり，意識レベルの低下により緊急入院となりNPPV導入となる「クライシス期」．何度も不安定な時期と回復を繰り返し病状のさらなる進行や，自分の立ち位置を失うなど心理的状況の悪化をきたす「下降期」．この下降期から臨死期に向かうのか立ち直り期に向かうのか，管理により行路は変わる（＊）．
〔日本呼吸器学会・日本呼吸ケア・リハビリテーション学会合同 非がん性呼吸器疾患緩和ケア指針2021作成委員会（編）：非がん性呼吸器疾患緩和ケア指針2021，メディカルレビュー社，2021より許諾を得て転載〕
［https://www.jrs.or.jp/publication/file/np2021.pdf］（2023年4月24日閲覧）

 2 パニック症への対応も重要事項の1つ

「第1章-1．呼吸困難の疫学と機序」(p2)では，全人的呼吸困難という考え方を紹介しましたが，COPDはまさにその概念が当てはまる疾患です．抑うつや不安，睡眠障害もきたしますが，COPD患者のパニック症発症率は一般

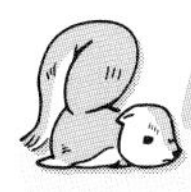

私の失敗談

～またパニック症の発作？～

ある重症COPDの患者．呼吸困難を主訴に頻回受診となっていました．パニック症による呼吸困難であることが多く，COPD増悪としての治療介入が必要となることはほとんどなく，受診時には「またか」と対応するスタッフたちに思われるような患者になっていました．ある日，筆者が担当する内科初診外来を受診しましたが診察室でのSpO_2低下もなく，またパニック症の発作か」と考え，帰宅の方針としました．が，会計をしているときに失神し救急外来へ運ばれ，COPD増悪の診断で入院となりました．体動時は著明な低酸素血症をきたしており，今回の主訴はパニック症による発作ではありませんでした．パニック発作を起こすことのある患者でも，レッテルを貼らずにしっかりと毎回評価することの大切さが身にしみるエピソードとなりました．

人口の10倍以上とも推定されており重要な精神症状です．治療も難しく，一般的には発作時に頓用のベンゾジアゼピン系薬が使用されますが，COPDにおいてはCO_2ナルコーシスなどの**呼吸に関連するリスクと天秤にかけた治療選択を行っていく必要があります**．COPD患者の呼吸困難の原因として，パニック症を鑑別にあげ対応しましょう(p41「第2章-B-2. ベンゾジアゼピン系薬」参照)．

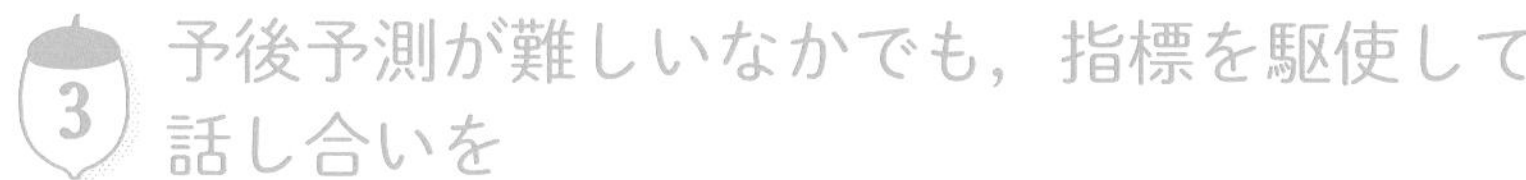

3 予後予測が難しいなかでも，指標を駆使して話し合いを

予後の推定は治療方針にも影響するため重要です．しかしCOPDは，増悪を繰り返し徐々に進行していく経過をたどり，**増悪時に急死することもあるため，予後予測，特に短期的な予後予測が非常に難しい疾患です**．やや長期になりますが，後述するBODEインデックスなどを使用しながら個別の治療方針を話し合っていきましょう．

表1　BODEインデックス

スコア		0	1	2	3
B：BMI		＞21	≦21		
O：obstruction（気道閉塞）	%FEV$_1$	≧65	50〜64	36〜49	≦35
D：dyspnea（呼吸困難）	mMRCグレード	0〜1	2	3	4
E：exercise（運動耐用能）	6分間歩行試験	≧350	250〜349	150〜249	≦149

[重症度：スコア/52ヵ月後死亡率]
軽症：0〜2/約20%，中等症：3〜4/約30%，重症：5〜6/約40%，最重症：7〜10/約80%
（Celli BR et al：The Body-Mass Index, Airflow Obstruction, Dyspnea, and Exercise Capacity Index in Chronic Obstructive Pulmonary Disease. N Engl J Med **350**：1005-1012, 2004を参考に作成）

COPDについて

COPDは世界的に有病率や死亡率が高い疾患で，男性では死亡原因の第9位（2021年）と上位に入る疾患です．最重症群では約4年生存率が約18%と報告されています（表1）[1]．COPDが進行すると，呼吸困難だけでなく倦怠感や不安，抑うつ，不眠などのさまざまな症状が出現します．また，身体症状だけでなく，希望のなさや社会的孤立感，人間関係や今後の治療方法の欠如に対する不安など心理社会的な問題も抱えます．呼吸困難のために外出が困難となり，定期受診も困難となり，結果増悪し救急搬送され入院．また帰宅後も呼吸困難で外出困難…という負のループも紹介されています[2]．繰り返しになりますが，COPDは肺疾患としてだけではなく，心理社会的な影響を多く含む全身疾患として捉えることが大切です．

▶ 標準的評価法と治療

症状をCOPDアセスメントテスト（CAT）（https://www.catestonline.org/patient-site-japanese.html）や修正MRC（Modified British Medical Research Council）スケール（p13，表2参照）を用いて評価し，GOLDのABE分類（図3）を用いて薬物治療を決定します．

COPDの緩和ケア

▶ 予後予測

予後予測は緩和ケアを考えていく上で重要です．COPDではBODEイン

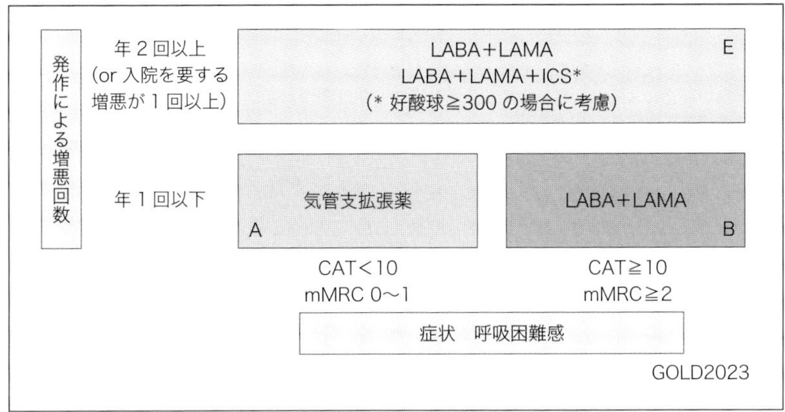

図3　安定期COPDの治療〜GOLD〜

LAMA：long-acting muscarinic antagonist(長時間作用性抗コリン薬)，LABA：long-acting beta2 agonist(長時間作用性β_2刺激薬)，ICS：inhaled corticosteroid(吸入ステロイド)

デックスが予後予測の指標に用いられています(表1)[1]．BMI，気道閉塞，呼吸困難の程度，運動耐容能を測定し重症度を割り出します．スコアが7〜10点の最重症では52ヵ月後の死亡率は約80%になります．

指標は存在しますが，52ヵ月という年単位での長期的な予後予測となり，月単位での予後を予測することは困難であるところががん疾患との大きな違いと難しさです．

そのようななかでも，重症COPD患者では個別に緩和ケアを検討するタイミングを考えていく必要があります．6つのタイミングとSPICT-JPを紹介します．表2[3]では重症COPD患者が，疾患や重症度に関する認識を変化させるタイミングが6つ紹介されています．自身の生活のQOLに影響することを実感したときがきっかけになるようです．このような機会を目安にすると，**本人に話を聞く前から患者の準備段階を想定することができます**．SPICT-JP(図4)は呼吸器疾患だけではなく，さまざまな疾患について緩和ケアの満たされないニーズがないかを評価するガイドになります．呼吸器疾患についての臨床指標はCOPDに限ったものではないのですが，計画の見直しについてもチェックリストとして確認することができます．

表2　重症COPD患者の疾患や重症度に関する認識の変化のタイミング

①バスケットボールや料理，裁縫など趣味ができなくなった
②体調の変化による引っ越しや施設入所などで，生活環境が変化した
③急性増悪による入院加療を要した
④在宅酸素療法が必要になった
⑤パニック発作を起こすようになった
⑥買い物や掃除など身の回りのことをするのに介助が必要になった

(Landers A et al：Patient perceptions of severe COPD and transitions towards death：a qualitative study identifying milestones and developing key opportunities. NPI Prim Care Respir Med **25**：15043, 2015より引用)

▶ 進行したCOPDに対する症状緩和のアプローチ

❶ 呼吸困難

COPDの呼吸困難に対しての包括的アプローチを図5に示します．疾患自体への薬物療法・非薬物療法・オピオイドを症状に合わせて組み合わせていきます．進行したCOPDでは，COPD自体に対する薬物療法(LABA・LAMA・ICS，酸素療法)と非薬物療法(運動療法，呼吸リハビリテーション，胸郭振動法，神経筋電気刺激)などを組み合わせても症状が続く場合にオピオイドを考慮します．

オピオイドの呼吸困難への効果については，複数のRCTがあり結果は一致していませんが，メタアナリシスの結果も踏まえて各国のガイドラインで推奨されています．本邦のガイドラインでもモルヒネの使用について記載されていますが，非がんでの保険適用はない(激しい咳嗽については保険適用あり)ため，自施設のコンセンサス，および患者/家族と相談しながら慎重に使用します．重症COPD患者での高用量(30mg/日以上)の使用が入院率や死亡率上昇と関連する可能性が示唆されており，**使用する場合は高用量とならないように注意しましょう**(図6, 7).

❷ パニック症

重症COPDでは精神症状をきたします．パニック症はCOPDの増悪と間違われることもあるため，慎重に評価と治療を行っていきます(パニック症

Supportive and Palliative Care Indicator Tool(SPICT-JP)

SPICTは健康状態が悪化するリスク，あるいは亡くなるリスクのある方を同定し，その方々の支持療法・緩和ケアにおける満たされていないニーズを評価するガイドです．

健康状態の悪化を示す全般的な指標のうち2つ以上が当てはまるか確認する

パフォーマンス・ステータス(PS)が低いか低下しつつあり，改善の見込みが限られている(目安としてPS 3以上，つまり日中の50%以上の時間を臥位または座位で過ごしている)	
身体的・精神的問題により，日常生活動作のほとんどを他人のケアに頼っている	
過去6ヵ月間に2回以上の予定外入院があった	
過去3〜6ヵ月間に顕著な体重減少(5〜10%)があり，かつ/またはBMIが低い	
原疾患の適切な治療にも関わらず，苦痛となる症状が続いている	
患者が，支持・緩和ケアを求めている，または原疾患の治療中止を求めている	

進行した状態を示す臨床指標が1つ以上あるか確認する

呼吸器疾患

重症慢性肺疾患があり，かつ，急性増悪でないときにも安静時またはわずかな労作で呼吸困難感を生じる	
在宅酸素療法を含む長期の酸素療法を必要とする	
呼吸不全のために人工呼吸器管理が必要だったことがある，または現在も必要としている	
人工呼吸器管理が予後およびQOLを改善しないため適応にならない	

支持療法・緩和ケアとケアの計画を見直す

患者が適切な治療を受けられるように現在の治療と投薬内容を見直す
症状またはニーズが複雑でマネジメントが困難な場合には専門家への紹介を検討する
現在および将来のケアのゴールやケアの計画について，患者や家族と合意する
患者が意思決定能力を喪失するリスクがある場合には，前もって計画するようにする
プランを記録し，共有し，ケアをコーディネートする

図4 SPICT-JP

(SPICT-JP Sep 2016 based on SPICT™ April 2015より引用)
[https://square.umin.ac.jp/endoflife/shiryo/pdf/shiryo01/8_2.pdf](2023年6月1日閲覧)

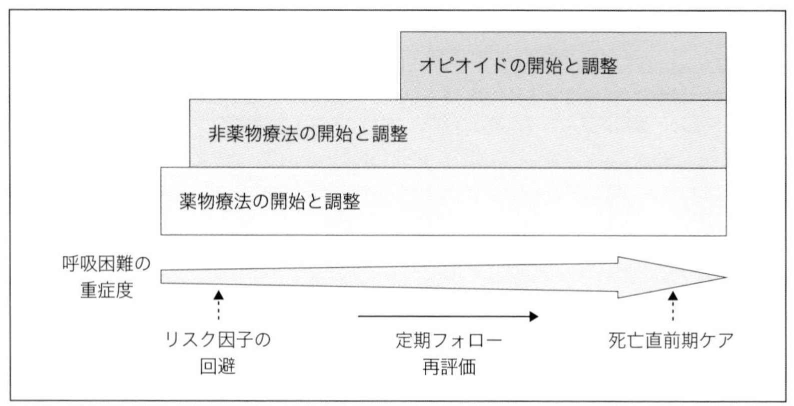

図5　COPDの呼吸困難に対する包括的アプローチ

(Cherny NI et al：Oxford textbook of palliative medicine, 5th ed, Oxford：Oxford University Press, 972, 2015より引用)

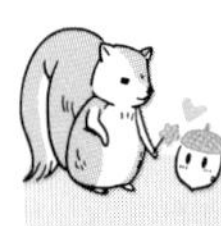

初心者の処世術

～その吸入薬は吸えていますか？～

COPDの治療のコアとなる吸入薬を処方はしていますが，きちんと効果を発揮しているのでしょうか？　口の中に残って効果がないどころか，口腔内カンジダの原因になっていたりすることがあります．吸入手技の確認，それぞれの吸入器をサポートするデバイスがあるので薬剤師の先生と協力し，吸入手技の確認，適切なサポートを行っていきましょう．

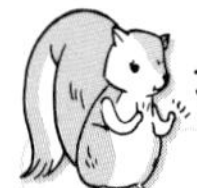

さらにレベルアップしたい人のために

～SABA吸入頓用の使いどころ～

増悪時以外は出番がなさそうな短時間作用性β_2刺激薬(short acting beta2 agonist：SABA)ですが，上手に頓用使用ができると運動耐用能を上げられる可能性があります．息切れを起こすような活動の15分前に，SABAの吸入を頓用使用することで身体活動性が向上することが，小規模な研究ですが報告されています．適切なタイミングでうまく使用できる患者にはSABAの追加処方もトライしてみましょう．

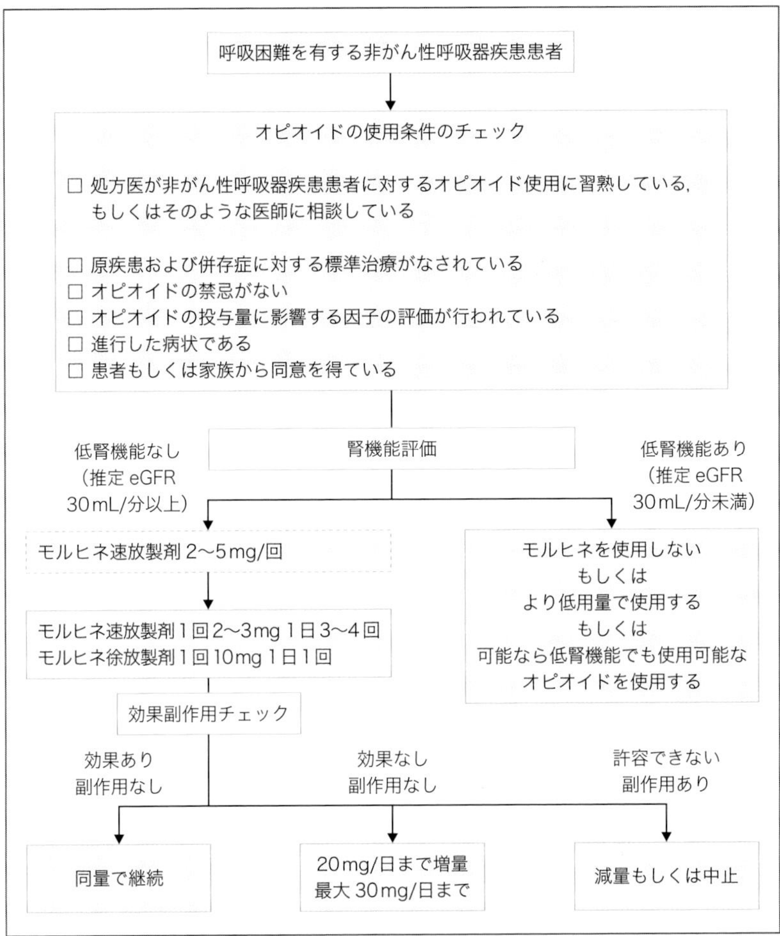

図6　オピオイド経口剤の使用方法

〔日本呼吸器学会・日本呼吸ケア・リハビリテーション学会合同 非がん性呼吸器疾患緩和ケア指針2021作成委員会(編)：非がん性呼吸器疾患緩和ケア指針2021，メディカルレビュー社，東京，p57，2021より許諾を得て転載〕
［https://www.jrs.or.jp/publication/file/np2021.pdf］(2023年4月24日閲覧)

の診断基準についてはp18の表4参照)．一般的なパニック症についてはベンゾジアゼピン系薬が使用されますが，重症COPDに対するベンゾジアゼピン系薬の使用は，COPDの増悪，救急受診の増加，死亡率の上昇と関連します．Ⅱ型呼吸不全を合併している場合は，ベンゾジアゼピン系薬の投

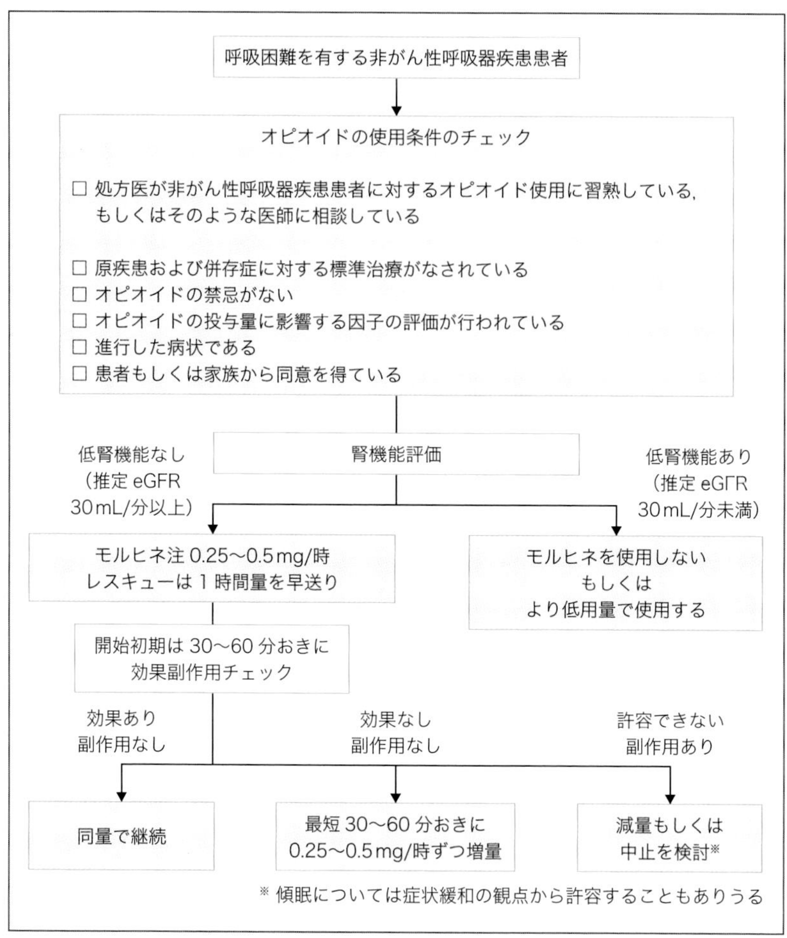

図7　オピオイド注射剤の使用方法

〔日本呼吸器学会・日本呼吸ケア・リハビリテーション学会合同 非がん性呼吸器疾患緩和ケア指針2021作成委員会（編）：非がん性呼吸器疾患緩和ケア指針2021，メディカルレビュー社，東京，p58，2021より許諾を得て転載〕
〔https://www.jrs.or.jp/publication/file/np2021.pdf〕（2023年4月24日閲覧）

与はCO_2ナルコーシスをきたす可能性があるため，できるだけ避けたいところです．使用する場合も短期間の頓用にとどめます．認知行動療法と併せて，SSRIと頓用でのベンゾジアゼピン系薬の使用で対応します．

処方例

・セルトラリン25mg，1日1回(増量する場合は1週間以上空けて増量．最大100mg)
・アルプラゾラム0.4mg，頓用

文献

1) Celli BR et al：The Body-Mass Index, Airflow Obstruction, Dyspnea, and Exercise Capacity Index in Chronic Obstructive Pulmonary Disease. N Engl J Med **350**：1005-1012, 2004
▷ COPDの予後予測に用いるBODEインデックスについての論文です．

2) Bailey PH：The Dyspnea-Anxiety-Dyspnea Cycle―COPD Patients' Stories of Breathlessness："It's Scary/When you Can't Breathe." Qual Health Res **14**：760-778, 2004
▷ COPD患者の呼吸困難と不安の負のサイクルについて述べられているインタビュー研究です．

3) Landers A et al：Patient perceptions of severe COPD and transitions towards death：a qualitative study identifying milestones and developing key opportunities. Npj Prim Care Respir Med **25**：15043, 2015
▷ 重症COPD患者の疾患や重症度に対する認識の変化について示した論文です．話し合いのきっかけ作りの目安になります．

4. 間質性肺疾患の呼吸器症状

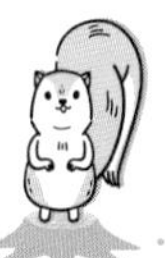

これで脱・初心者！
つまずきやすいポイント

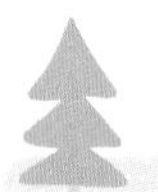

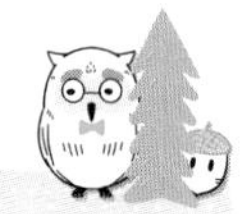

1. 患者はどのようなときに呼吸困難を生じるのかを確かめましょう.
2. コデインのモルヒネへの代謝について理解しておきましょう.
3. 死亡直前期の呼吸困難に対するオピオイド投与の目的を，しっかり説明できるようにしましょう.

1 どのようなときに呼吸困難が生じるのか

間質性肺疾患(interstitial lung disease：ILD)の多くでは，病初期の安静時には呼吸困難があまりなく，労作時の呼吸困難が主体になります．そして死亡直前期に近づくにつれて，安静時や最小限の労作時でも呼吸困難を生じるようになってきます．患者が「息苦しい」と訴えたときに，「じゃあモルヒネを出してみよう」と画一的な対応にならないように，**どのようなときに呼吸困難が生じるのかをきっちり確かめましょう**．安静時には呼吸困難が全くなく，労作時の呼吸困難が主体であれば，労作時の低酸素血症の有無の評価を行い，必要であれば酸素療法の導入が必要になります．また呼吸リハビリテーションを行い，呼吸困難が生じにくい動作方法を習得してもらうことも可能です．

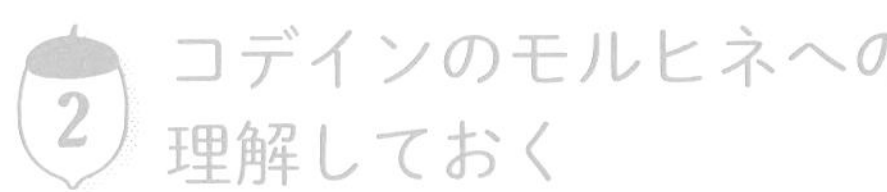

2 コデインのモルヒネへの代謝について理解しておく

間質性肺疾患では咳嗽の頻度が高く，通常の鎮咳薬の効果が十分でないときにコデインがよく処方されます．**コデインは約10%が肝臓でCYP2D6によって代謝され，モルヒネになります**．呼吸困難に対する効果が代謝後のモルヒネによる効果だと仮定すると，コデインを60 mg/日内服している患者であれば，60 mg×10%＝6 mgのモルヒネを呼吸困難に対して使用していることになります．たまにコデイン内服中の患者にモルヒネを併用している症例を見かけますが，わざわざコデインとモルヒネを2剤服用する意味はないので，モルヒネにまとめてしまうのがよいでしょう．コデインを内服している上で残存している呼吸困難に対しモルヒネを投与するので，元々のコデイン内服量から計算したモルヒネ量に上乗せした量のモルヒネ量から開始するとよいでしょう．たとえば，コデインを60 mg/日内服中であれば，モルヒネは6 mgより多い10 mg/日から開始するようにします．

3 死亡直前期の呼吸困難に対するオピオイド投与の目的をしっかり説明できるようにしておく

オピオイドの副作用に眠気があります．たまに「意識がはっきりしていると息苦しいので，うとうとしてもらうためにモルヒネを使用しますね」と患者や家族に説明をしている場面を見かけます．もちろん，オピオイドの眠気でうとうとすることで呼吸困難を感じにくくなる側面は多少あるかもしれません．ただし，あくまで**オピオイドを投与する目的は呼吸困難の緩和**であることを認識しておきましょう．つまり，理想的には呼吸困難が緩和されて，意識がしっかりしている状態が望ましいです（なかなか難しいですが）．一方で，「呼吸困難を和らげることを目的に投与しますが，眠気が強くなってうとうとしてしまうことがあるかもしれません」と説明をしておくことは大事でしょう．

私のプラクティス

～オピオイドの開始は先手必勝～

間質性肺炎の呼吸困難に対してオピオイドを使用する機会が最も多いのは，死亡直前期です．この時期には経口内服自体が呼吸困難の原因になるので，持続注射(筆者は持続皮下注射を使用することが多いです)を行います．経口内服を中止した段階でも，安静時であれば呼吸困難が軽度である患者も結構います．オピオイドについては安静時呼吸困難が悪化してから使用することもできますが，そこからの悪化スピードが速い場合には，適切な量に調節するまでの間，呼吸困難に苦しむ人が多い印象があります．そこで，軽度の呼吸困難しかない段階から，「咳止めで使っておきませんか」と少量からモルヒネを開始しておくことが多いです(注射剤6mg/日から開始)．臨床的な印象ですが，そのほうがその後の呼吸困難の悪化にも素早く対処でき，死亡直前期の呼吸困難の総量(期間×強さ)を減じることができるように感じています．

その他の時期を含む，呼吸困難に対するオピオイドの一般的な使用方法についてはp125, 126の図6，7をご参照ください．

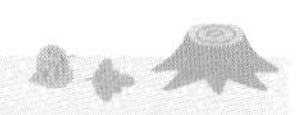

間質性肺疾患とは

間質性肺疾患とは，肺の間質を病変の首座とする疾患の総称です．代表的な間質性肺疾患には，特発性間質性肺炎，過敏性肺炎，膠原病肺，塵肺などがあります．特に，線維化が進行するタイプの間質性肺疾患は予後も悪く，呼吸困難や咳嗽といった症状を伴うことも多いため緩和ケアの重要度が高いといえます．一方で間質性肺疾患患者に対しては，がん患者に比べると緩和ケアの提供が十分になされておらず，今後の課題といえます．

まずは疾患への標準治療を

死亡直前期とはいえない間質性肺疾患の呼吸困難に対する治療としては，原疾患に対する標準治療が重要になります．間質性肺疾患のなかにはステロイ

表1　間質性肺疾患患者の咳嗽の原因鑑別と対処

原因	対処
胃食道逆流症	プロトンポンプ阻害薬
COPD	気管支拡張薬
喘息	吸入ステロイド，気管支拡張薬
咳喘息	β_2刺激薬，吸入ステロイド
アトピー咳嗽	ヒスタミンH_1受容体拮抗薬
後鼻漏	副鼻腔炎，アレルギー性鼻炎など原因疾患に対する治療
肺がん	肺がん治療
ACE阻害薬	薬剤変更

ドや免疫抑制薬が有効な疾患もありますし，抗線維化薬が有効な疾患もあります．ただし，病状の進行した間質性肺疾患の呼吸困難/咳嗽に抗線維化薬の効果が期待できるかはわかりません．抗線維化薬については，代表的な間質性肺疾患の1つである特発性肺線維症の咳嗽に対する効果が報告されています．

［その咳はほかに原因がないか？］

間質性肺疾患患者に咳嗽を認めた場合，その咳嗽は必ずしも間質性肺疾患が原因とは限りません．特に咳嗽の程度と間質性肺疾患の重症度が合致しないような場合には，ほかの原因による咳嗽が併存していないかの確認をしておきましょう．鑑別しておきたい疾患とその治療法について表1に示します．

Column

～間質性肺疾患患者の気胸～

間質性肺疾患患者に気胸を合併することがしばしばあります．気胸であれば通常胸腔ドレナージを行うのですが，死亡直前期の場合はあえて胸腔ドレナージを行わないこともあります．線維化が主体の間質性肺疾患患者では，胸腔ドレナージを行っても肺が再膨張しないことも多く，処置に伴う痛みやドレナージチューブによる拘束感といったデメリットも生じます．気胸＝胸腔ドレナージではなく，患者や家族としっかり話し合って行うかどうかを検討してみましょう．

間質性肺炎の急性増悪にどう対応する？

間質性肺疾患に含まれる疾患群である**間質性肺炎には「急性増悪」という病態があります**．疾患によって病状進行のスピードはさまざまであるものの，急性増悪を起こすと急激な酸素化の悪化を認め，報告により異なりますが約半数の症例が死亡します．がんであれば病状進行による呼吸困難は不可逆的と考えられるため，オピオイドや場合によっては鎮静もしっかり使用することが多いでしょう．

しかし，急性増悪による呼吸困難では回復可能かどうかの判断に悩むことが多いです．たとえば，高流量酸素カニューレ60L/分 FiO_2 100%でSpO_2 80%台の患者の呼吸困難に対する比較的高用量のオピオイド投与や，鎮静を意図したミダゾラムの使用についてはあまり意見が分かれないでしょう．一方，リザーバーマスク10L/分で酸素投与下，SpO_2 90%台で，その日からステロイドパルスを開始した患者の呼吸困難に対して，高用量のオピオイドやミダゾラムを使用することには躊躇するのではないでしょうか．ですので，実臨床では呼吸困難に対してモルヒネ注射剤6～12mg/日程度まで使用しつつ，上述のように不可逆的な病状と判断すれば，モルヒネを増量し，必要であればミダゾラムを追加し（下記「さらにレベルアップしたい人のために」参照），さらにミダゾラムを鎮静量まで増やすこともあります．

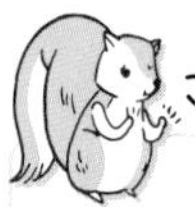

さらにレベルアップしたい人のために

～死亡直前期でのミダゾラム追加のコツ～

間質性肺疾患には一般的にⅠ型呼吸不全の患者が多いので，死亡直前期にも二酸化炭素が貯留せず，意識が保たれたまま，SpO_2が80%台ということがよくあります．COPDでは死亡直前期にはCO_2ナルコーシスで意識レベルが低下するのと対照的です．しかも患者によっては急激なSpO_2低下が時間単位で悪化することもあるため，オピオイドのレスキューを頻回にしながら，細やかにベースアップをしていくことが必要になります．ただ，それでも追いつかない場合には，ミダゾラムの持続注射を併用することがあります（p41「第2章-B-2．ベンゾジアゼピン系薬」参照）．がん患者の呼吸困難に対する対応に準じて，10mg/日くらいまでは呼吸困難に対する効果，それを超えるようであれば鎮静としての位置づけで行うことが多いです．

間質性肺疾患によくみられる抑うつ

代表的な間質性肺疾患の1つである特発性肺線維症では，患者の4人に1人に抑うつを認めたという報告があります．呼吸困難，咳嗽といった身体症状，身体症状や酸素療養による活動範囲の制限・役割喪失，限られた生命予後といった特発性肺線維症の特徴を考えると，抑うつの頻度が高いことは納得できると思います．気持ちの落ち込みを患者が医療者に必ず訴えるとは限りませんので，見落としを防ぐためには質問紙によるスクリーニングを行うことをお勧めします．

筆者は疾患を問わず，年に1回Hospital Anxiety Depression Scale(HADS)を用いて抑うつ，不安の評価を行っています(抑うつサブスケール，不安サブスケール，それぞれ8点以上を抑うつ，不安ありと判断)．質問紙の結果を見て，「診察のときは気持ちの落ち込みがあるようには全く見えなかったな」と驚くことも多々あります．抑うつのみを評価するのであれば，PHQ-9もよく使用される便利なツールです(10点以上が大うつ病性障害の可能性ありと判断)．抑うつに対する対応については，p64「第2章-C-2. 心理療法」をご参照ください．

Column

～せん妄のマネジメントは重要！～

間質性肺疾患の死亡直前期には，ステロイドが投与されていたり，感染症を合併していたりすることも多いため，せん妄を起こすことがあります．せん妄を起こすと，患者は起き上がろうとしたり，酸素投与デバイスを外したりするため，呼吸困難が増悪し，それでさらにせん妄が悪化します．せん妄のマネジメントで重要なのは原因除去とよくいわれますが，死亡直前期になると原因除去は難しいことが多いので，薬物治療を行うしかないことがあります．間質性肺疾患の死亡直前期患者のせん妄に対する標準的薬物治療というのは定まっていませんが，当院での注射剤投与例を表2に示します．

表2　間質性肺疾患の死亡直前期患者のせん妄に対する注射剤投与例

最初の指示
ハロペリドール5mg 0.5A＋生理食塩水50mL/回，30分で点滴 30分空けて1日4回まで可
上記が無効のときの指示
ハロペリドール5mg 0.5A＋フルニトラゼパム2mg 0.5A＋生理食塩水100mL/回，60分ペースで点滴（入眠すればいったん中止） 60分空けて1日2回まで可
Ⅱ型呼吸不全があり，フルニトラゼパムが使用できないときの指示
ハロペリドール5mg 0.5A＋ヒドロキシジン25mg 1A＋生理食塩水50mL/回，30分で点滴 30分空けて1日2回まで可

文献

1）日本緩和医療学会（編）：専門家をめざす人のための緩和医療学，第2版，南江堂，東京，2019
▷ コデインについての詳しい記載があります．

2）日本呼吸器学会 咳嗽・喀痰の診療ガイドライン2019作成委員会（編）：咳嗽・喀痰の診療ガイドライン2019，メディカルレビュー社，東京，2019
▷ 咳嗽をきたす疾患についての鑑別に役立つ記載があります．

3）日本呼吸器学会・日本呼吸ケア・リハビリテーション学会合同 非がん性呼吸器疾患緩和ケア指針2021作成委員会（編）：非がん性呼吸器疾患緩和ケア指針2021，メディカルレビュー社，東京，2021
[https://www.jrs.or.jp/publication/file/np2021.pdf]（2023年4月24日閲覧）
▷ 間質性肺疾患に対する緩和ケアについてまとまった記載があります．

4）Okabayash H et al：Patients with Terminal Interstitial Pneumonia Require Comparable or More Palliative Pharmacotherapy for Refractory Dyspnea than Patients with Terminal Lung Cancer. Palliative Medicine Reports **2**：188-193, 2021
▷ 間質性肺炎では，呼吸困難に対してミダゾラムによる鎮静が行われる割合が肺がんより高かったことが報告されています．

5）日本緩和医療学会 ガイドライン統括委員会（編）：がん患者の治療抵抗性の苦痛と鎮静に関する基本的な考え方の手引き2018年版，金原出版，東京，2018
▷ がん患者についての手引きですが，呼吸困難に対するミダゾラムの投与量について参考になる記載があります．

5. 誤嚥性肺炎を繰り返す高齢者の症状緩和

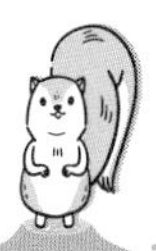

これで脱・初心者！
つまずきやすいポイント

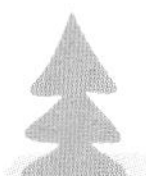

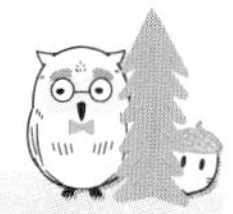

1. 誤嚥性肺炎は絶食にしても予防できません．経口摂取の指示を出すときには，絶食の是非と，代替案も考えてみましょう．
2. 吸引は，最終手段です．痰がらみの緩和には，適切な輸液管理や体位ドレナージ，咳の補助などの手段を組み合わせましょう．
3. 嚥下に関して言語聴覚士（ST）にお任せではいけません．治療方針は，チームで考えましょう．

1 誤嚥性肺炎は絶食にしても予防できない

誤嚥性肺炎というと，嚥下障害を伴う肺炎のようなイメージがあるかと思いますが，実は入院する高齢者の肺炎の8割ほどが誤嚥性肺炎であることがわかっています．そこで，ウイルス性肺炎やレジオネラ肺炎などでない限りは，誤嚥性肺炎と考えて対応することが望まれます．誤嚥性肺炎の症状を緩和するには，まずはなるべく肺炎を起こさないことが1つです．そこで，肺炎を予防しようとするあまり，絶食，あるいは内服のみ可，などといった指示を出すことがあります．しかし，唾液とともに口腔内の細菌が垂れ込むことによる肺炎，胃内容物の逆流による誤嚥などは，絶食にしても防ぐことはできません．それどころか，**絶食にして口を使わなくなり，嚥下頻度が減ると，嚥下機能はさらに低下します**．水分やゼリーだけでも経口摂取を継続できないか，検討しましょう(詳しくは後述).

 吸引は第一選択ではなく，最終手段

誤嚥性肺炎を繰り返す患者では，痰がらみで困ることが多くなります．ゴロゴロした音を耳にすると良かれと思ってすぐに吸引をしがちですが，**吸引は低酸素血症や不整脈などのリスクも伴う，苦痛の大きい処置です**．まずは適切な輸液管理で脱水を防ぐこと，去痰薬やネブライザー，マクロライド少量長期投与などにより痰を排出しやすくすること，体位ドレナージや呼吸理学療法により喀出を助けることが原則です．これらを行ってもどうしても誤嚥物や気道分泌物がとれず苦痛が大きい場合には，愛護的な吸引を検討します．

 嚥下は言語聴覚士(ST)にお任せとしない

STは嚥下評価や訓練の専門家ではありますが，誤嚥性肺炎の診療にはチームでの多様な視点が必要です．嚥下機能の状態を評価してもらうのは妥当ですが，それを踏まえて患者の治療方針をどうするか，経口摂取や胃瘻の適否についてどう判断するかは，**主治医と患者，家族を中心に，多職種で相談します**．仮にSTに「食べさせて大丈夫ですか？」と相談したとしたら，STは答えに困り，窒息のリスクを考えて「安全とはいえません」と答えるしかないかもしれません．多職種が，互いに持ち合わせている専門的な見解を元に相談し，総合的な判断ができるとよいでしょう．

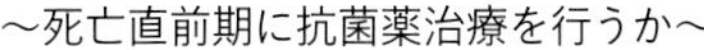

～死亡直前期に抗菌薬治療を行うか～

死亡直前期の誤嚥性肺炎には抗菌薬治療を行わない選択肢もガイドラインで取り上げられるようになりましたが[1]，急性期で入院となった場合，家族は治療を望んでいる場合が多いでしょう．医学的には予後が厳しく，積極的治療を行ったとしてもQOLの維持された暮らしへの復帰は難しい(本人の望まない延命になりかねない)ことが想像できたとしても，救急外来の忙しさや，緩和ケアに関する病院全体での意思統一の難しさなどもあり，入院初日からいきなり，抗菌薬投与を行わないということは，どうしても難しいものです．また実際に，抗菌薬治療により大きく改善する患者に出会うこともあります．

そこで筆者は，まずは抗菌薬投与を開始しつつ，厳しい状況を家族と十分に共有し，「治療を行ってみて，それでも改善しなければ，症状緩和に専念する」といったことを入院時に共有するようにしています．治療を行わなければ，治らないということを受け止めにくく，また家族の意向をないがしろにしにくいお国柄である日本では，こういった方法も合っているように感じます．もちろん，すでにかかりつけ医などにより十分な意思決定支援がなされていて，抗菌薬治療を行わないことで納得が得られる場合には，初日から症状緩和に徹することもあります．

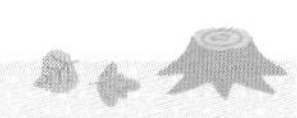

よく出会う症状とその評価

よく出会う症状を意識的に確認する

誤嚥性肺炎を繰り返す高齢者で死亡直前期にみられやすい苦痛には，頻度の高い順に，全身倦怠感，発熱，咳，呼吸困難，痰がらみ，胸膜痛などがあります．身の置き所のなさ，不眠，せん妄，傾眠などの精神症状も伴いやすくなります．

症状が出やすい時期を知る

症状は診断当日と，死亡数日前に特に強くなります．そこで，症状をその都度評価し，メリハリのある介入が望まれます[2,3]．たとえば肺炎初期に高熱があり解熱薬を定期投与したり，呼吸困難が強いためオピオイドの持続投与を開始することがあります．しかし，肺炎が改善してきた場合や，逆に全身状態が衰弱してきたときに，こうした症状がかえって落ち着くこともあります．過剰な薬剤投与は，内服やルート確保などの苦痛にもつながりかねません．変動する症状をその都度評価し，臨機応変に対応しましょう．

▶ 症状を評価するコツ

誤嚥性肺炎の死亡直前期には，本人に症状を聞くことが難しくなります．そこで，**表情や行動(落ち着きのなさなど)，発声，呼吸様式など，非言語的な兆候を経時的に見ながら判断**します．このとき，観察者が代理で症状を評価するために作成された，既存の評価尺度を用いることで客観的な評価が可能になります．特に呼吸困難に関する評価指標Respiratory Distress Observation Scale(RDOS)(p15の表3参照)は，専門的な訓練なく用いることができ，世界的に活用されています[4]．経時的な症状の変化や，治療効果の評価にも有用です．こうした指標を使っていくうちに，どういった症状に気をつけるとよいかを多職種でも共有しやすくなるのも利点の1つです．

実際に症状をどう緩和するか

▶ 熱，全身倦怠感の緩和

高熱や倦怠感で苦しんでいる場合には，解熱薬の定期投与を検討することがあります．内服が難しいことも多く，アセトアミノフェン坐薬を6時間ごとに投与する，といった方法も検討します．ただし，もし休んでいる場合に投薬のために起こされては症状緩和薬も本末転倒ですので，「投与時間の変更またはスキップ可」などといった臨機応変な指示にします．また，解熱薬投与後には発汗しやすく，これを不快に感じて投与を希望しない患者もいます．投与後の様子を確認し，続けて使うかどうかの参考にしましょう．肺炎治療時には，ステロイドの全身投与を併用することで熱や倦怠感，胸膜痛などが改善することがあります．しかし，死亡直前期に使用することはかえって，せん妄や焦燥感，不眠などの原因にもなるため，推奨しやすいものではありません．クーリング，換気，扇風機などの使用，衣服の交換，寝具の調整など，非薬物療法がより大切です．

▶ 咳嗽，痰がらみ，呼吸困難への対応

呼吸器症状に対しても，まず非薬物療法を最大限行います．枕の配置を工夫して安楽なポジショニングをとるだけでも，症状は随分軽減されます．加えて，治療期には体位ドレナージも行うことで，気道の線毛運動により(深い吸引を行わなくとも)痰は自然に口腔内へ上がってきますので，理学療法士に相談しましょう．輸液については，治療期には減らしすぎると気道分泌物が乾燥して排出しづらくなります．治療期には脱水による倦怠感や痰喀出困難に配慮して1,000～2,000 mL/日程度で調整しますが，死亡直前期には500 mL/日程度が妥当とされます．病期に応じて判断しましょう．酸素投与は，呼吸困難の改善効果については実はあまりしっかりしたエビデンスがありません．不快感なく使用できている場合はよいですが，カニューレやマスクが違和感，乾燥といった苦痛を増しているようであれば，中止や，より快適なデバイスを検討します(p22「第2章-A-1. 酸素療法・NPPV・HFNC」参照)．これら非薬物療法を行った上で，さらに咳嗽や呼吸困難などがある場合には，オピオイドによる症状緩和を検討します．p33「第2章-B-1. オピオイド」も参考にしてください．

食にまつわる判断

誤嚥性肺炎を繰り返しているとき，緩和したい苦痛の1つに「食べたいのに食べさせてもらえない」というのがあります．リスクを心配するあまり絶食にするのは患者にとっては不本意ですが，緩和ケアだからといって何でも患者の意向どおりにするのが最適とも限りません．食べてもらうことでむせこみ，吸引，熱などでかえって苦しめる場合もあるためです．筆者が判断するときのポイントを以下にご紹介します．

▶ 絶食が必要かどうかの見極め方

誤嚥性肺炎では慣れていないと，つい入院初日は絶食にしてしまうことが多いですが，実は**絶食までは必要ないことがほとんどです**．そこで，どの程度食べられるかを評価するのに嚥下評価が有用です．筆者が考える，嚥下評

表1　嚥下評価を行う基準

A（Airway） 気道	唾液や痰があふれてこない
B（Breathing） 呼吸	呼吸数≦20回/分，酸素は経鼻投与，痰吸引の頻度が高くない
C（Circulation） 循環	30°以上ギャッジアップした姿勢を維持できる
D（Dysfunction of CNS） 意識	覚醒を維持できる（水や食べ物を認識できる）
E（Environment） 環境	口腔内が湿潤しており，清潔である

CNS：central nervous system（中枢神経）
〔飛野和則（監）：誤嚥性肺炎の主治医力，南山堂，東京，p133，2021および吉松由貴（編著）：誤嚥性肺炎50の疑問に答えます，金芳堂，京都，p56，2021を参考に作成〕

価を行えるかどうかを判断する基準を表1に示します．救命救急のABCDEと同じですので，現場でも思い出しやすいですよ．

表1の条件をすべて満たしていれば，(唾液があふれてこない時点で，日々500 mL以上も分泌される唾液をしっかり嚥下できているだろうと判断できるので)水やゼリーで嚥下を評価してみましょう．条件を1つでも満たさない場合には，経口摂取をすればさらに苦痛が増してしまう可能性が高いため，まずは満たしていない条件を改善するところから始めます．**特に口腔ケアは，感染や衛生面だけでなく，口腔内の不快感やにおい，しゃべりにくさなどを緩和する大事な介入です．**

▶ 食べるものの選びかた

緩和ケアの精神に従いなるべく患者の意向を叶えたいながらも，患者の死に直結することはしづらいのが医療者の立場です．たとえば咀嚼ができない患者に，お餅を大きな塊ごと与えれば，窒息で苦しませてしまうかもしれません．では，線引きはどのようにするのでしょうか．

何よりも大事にしたいのは，患者が何を食べたいのかです．家族や医療者としては栄養も気になるところではありますが，誤嚥性肺炎を繰り返す患者においては，十分な栄養を摂取することは難しく，摂取できたとしても栄養の恩恵にあずかる(体力が回復する)時期は逸していることも多々あります．

本人が食べたいものをまず確認しましょう．その上で，たとえば咀嚼が難しい場合はより柔らかく調理したり，嚥下時に誤嚥をしやすい場合は水分にとろみをつけたり，嚥下後に喉や口に残留しやすい場合には少量ずつ口に含むようにするなど，症状に応じた対策があります．個々の対応は，STや管理栄養士，リハビリテーション科や耳鼻咽喉科の医師，歯科医師とも相談しましょう．

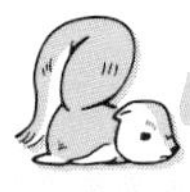

私の失敗談

〜「本人は食べたいのかな？」〜

患者に食べてもらいたいと熱心になるあまり，医療者が家族と先走ってしまうことがあります．あるとき，弱り果てた患者に何か食べてもらおうと，口を開けてくれるのを必死で待つ筆者を見て，看護師がぽつりと口にした「本人は食べたいのかな」という言葉に，ふと我に返ったことがあります．

本人の「食べたい」「食べられて嬉しい」という思いが言葉や表情で読み取れる場合は，よいでしょう．ただ，食べることが，むせこんだり，吸引されたり，熱が出て倦怠感やせん妄を生じたりと，時に患者の苦痛を悪化させていることもあります．この場合は，食べてもらうことに固執せず，視点を広げて，ほかのケアを考えることもできます．たとえば出汁やコーヒーなどを口に含む，慣れた食事のにおいを楽しんでもらう，食にまつわる思い出話を振り返るなど，食にまつわるケアは「食べる」こと以外にもあります．もちろん，マッサージや音楽，足浴など，食を伴わないケアも種々あります．食いしん坊な筆者自身への自戒を込めて共有してみました．

▶ 内服薬をどう飲んでもらうか

嚥下機能が低下した患者にとって，内服は難しい行為です．水分と薬という異なる性状のものを一緒に上手に嚥下するには，器用な喉の動きが必要です．水分で誤嚥をしたり，薬が口腔内や咽頭に残留することが多々あります．たとえば肺炎の治療で用いるオーグメンチン®やムコダイン®の内服は，ピーナッツの丸飲みに相当します．目の前の患者にそれをさせるのが正解かどうか，今一度考えるようにしましょう．

内服薬をできるだけ減らし，必須のものについては剤形を薬剤師と相談します．たとえば液剤にする，OD錠や粉末にする，貼付剤や坐薬といった選択肢もあるでしょう．なおOD錠が口腔内で崩壊するのは唾液がある場合であって，**口腔内が乾燥している場合は崩壊せず大きな錠剤が残ってしまいます**．口腔内で吸収されるわけではないため，結局は嚥下してもらうことが必要になります．また，粉末の薬は口腔内に広がってむせこみやすいため，服薬しやすい剤形は患者によって異なります．内服の場面を観察し，適した剤形を薬剤師やST，看護師と相談しましょう．

〚意思決定支援〛

誤嚥性肺炎の意思決定支援には，がんとは違う難しさがあります．患者本人の意思を確認しづらいことが多いこと，死亡直前期であることが一般にはわかりにくいこと，「今回は助からないかもしれません」と言われてから抗菌薬で助かることを繰り返すうちに，「また今回も助かるだろう」と期待してしまうことなどが特徴です．

誤嚥性肺炎を繰り返すと，患者・家族は選択を迫られることが増えます．絶食かお楽しみ嚥下か，経鼻栄養か胃瘻か，転院か退院か，酸素投与か人工呼吸器か…こうした処置を二元論で問われると，「行わない」ことは，よほどの信念がなければ選びにくいのが常です．面談のポイントは，こうした具体的な処置の是非はいったん置いておき，**まず本人にとって望ましい生きかたというのを考える**ところから始めることです．ここで，「なるべく元気に退院したいけれど，治らないなら寝たきりにはなりたくない」などといったおよその筋道が導き出せれば，あとはそれに沿って考えていくと，おのずと選択は決まってきます．意思決定支援について詳しく学びたい方は，本シリーズ第4巻『患者・家族とのコミュニケーション』を参考にしてください．

～食事介助にまつわる看護師との連携～

誤嚥のリスクがあるのを承知で患者の意向に沿って食事を出したときに，看護師に「怖いので，看護師では食事介助できません」と言われて困ったことがありませんか？ 「冷たいなぁ」「ご家族にリスクは説明してあるのに」などと，一方的に指示を貫き通したり，「じゃあ絶食で」と患者の意向を簡単にないがしろにしてしまったりする前に，相手の立場から考えてみましょう．自分自身の介助で，患者をむせこませて苦しい思いをさせてしまったり，急変させてしまうのではないかと，大きな恐怖を伴うのが食事介助です．吸引のつらさや，家族の「良くなってほしい」思いを一番そばで感じているのも，看護師です．まずは相手の話を聞いてみましょう．どんなことが問題で，どうするとお互いに気持ちよく取り組めそうか．話しているなかで，よりよい代替案が見つかることもあります．また，初めて食形態を変えるときなど，医師も食事場面に時々は同席し，不安や気がかりなことはないか，看護師と話す機会を意識的に設けます．食事介助は，大きな不安を抱える可能性も孕みながら，得難いやりがいを感じることのできるケアでもあります．この両面を意識して，他職種への思いやりのある連携を心がけましょう．

文献

1）日本呼吸器学会成人肺炎診療ガイドライン2017作成委員会（編）：成人肺炎診療ガイドライン2017，日本呼吸器学会，2017
▷ 高齢者の肺炎に対する考え方も記載されています．

2）van der Maaden T et al：Development of a practice guideline for optimal symptom relief for patients with pneumonia and dementia in nursing homes using a Delphi study. Int J Geriatr Psychiatry **30**：487-496, 2015
▷ 介護施設で認知症患者が肺炎をきたした際の症状緩和について，オランダでガイドラインが作成された経緯が記されています．

3）AMED 長寿・障害総合研究事業 長寿科学研究開発事業「呼吸不全に対する在宅緩和医療の指針に関する研究」：在宅における末期認知症の肺炎の診療と緩和ケアの指針 [https://www.jahcm.org/assets/images/pdf/20220331news.pdf]（2023年6月1日閲覧）
▷ 末期認知症の肺炎の診療について，緩和ケアを念頭に新しく作成された指針です．

4）Sakuramoto H et al：Translation, reliability, and validity of Japanese version of the Respiratory Distress Observation Scale. PLOS ONE **16**：e0255991, 2021
▷ 呼吸困難を客観的に評価するRDOSの日本語版が紹介されています．

索　引

和文

欧文

ようこそ緩和ケアの森
がん・非がん患者の呼吸器症状を診る

2023年7月10日　発行

シリーズ監修　森田達也
シリーズ編集　柏木秀行
著　　　者　官澤洋平，松田能宣，
　　　　　　吉松由貴
発行者 小立健太
発行所 株式会社 南 江 堂
〒113-8410 東京都文京区本郷三丁目42番6号
☎(出版)03-3811-7198　(営業)03-3811-7239
ホームページ https://www.nankodo.co.jp/

印刷・製本 永和印刷
装丁 渡邊真介

Care for the Respiratory Symptoms of Cancer/Non-cancer Patients : Welcome to the Woods of Palliative Care

定価はカバーに表示してあります.
落丁・乱丁の場合はお取り替えいたします.
ご意見・お問い合わせはホームページまでお寄せください.

Printed and Bound in Japan
ISBN978-4-524-23274-1